乳腺専門医がわかりやすく解説

乳がんの本

静岡県立静岡がんセンター
乳腺外科　乳腺センター長
医学博士
髙橋かおる

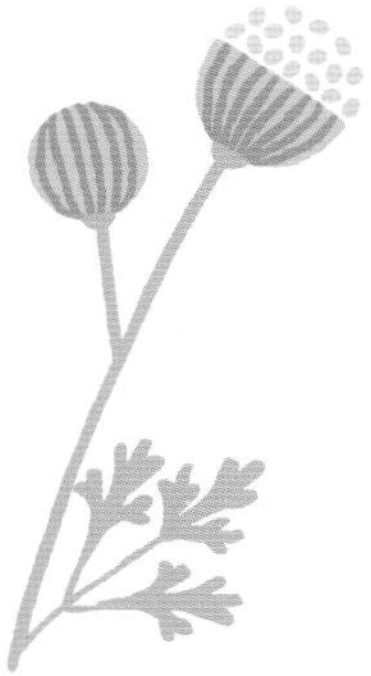

ASTRA HOUSE

はじめに

「乳がんと診断されたら何が一番大事ですか？」

この原稿を書くにあたり、編集担当の方に聞かれましたが、私には一言では答えられませんでした。病状がそれぞれ違うだけでなく、「乳がんです」と言われた時にどう感じるかが、人によって本当に様々だからです。乳がんになったらすべてが変わってしまうと思っている方には、治療をすれば元通りの生活が送れることを伝えます。今の生活リズムを少しも変えたくないという方には、治療にはある程度の我慢も必要なことを強調します。この本には、そんな、教科書には載らないような日々の診療で私が感じている思いも加えることにしました。

生きている間には、自分の力ではどうしようもない想定外の事態に遭遇することがあります。災害、事故、社会の状況、職場の都合、家族の健康など、いろいろな想定外の中でも、病気というのは体のつらさや変化、時に死への恐怖を伴う点でとても厳しいものだと思います。でも、どんな想定外も、生きている限り、みんなそれに対応して生活を組み立て直しながら、それぞれの人生を続けている……のではないでしょうか。それまでに描いていた理想とは少し違ったり、変更や我慢が必要なことはあるかもしれませんが、新たな出会いや発見もあるでしょう。以前とは違う楽しみや理想が見つかるかもしれません。その後の生活を、それまで以上に充実した楽しいものにしていける可能性は十分あるはずです。

今や女性の9人に一人が一生のうちに一度はかかるとされ、10年後も8割以上の人が生きているという乳がんは、様々な想定外の中でも女性が遭遇することが比較的多く、その後の人生も長いものといえそうです。まず、あなただけではなく、たくさんの仲間がいることを忘れないでください。治療に際しては、ある程度つらい時期をのりこえることも必要ですし、結果が思うようにいかないこともあるでしょう。でもそれは、乳がんに限らず、すべての想定外に直面した時に避けて通れないことです。急がなくてよいですから、まず自分の病状を十分理解して、受け入れるしかない部分は受け入れましょう。そのうえで、選択できる部分については、その後の長い人生をあなたらしく楽しく生きることを考えて選んでいきましょう。そのためのガイドブックのひとつとしてこの本を手にとっていただければうれしいです。

さらに、最初に書いたように乳がんも人も千差万別ですし、医療は日々進歩しています。私が書いた内容を絶対のものとするのではなく、あなたの病状や気持ちに合った最新の方法について、担当医や医療スタッフと相談して自分なりのアレンジを加えながら、この本を上手に利用していってください。

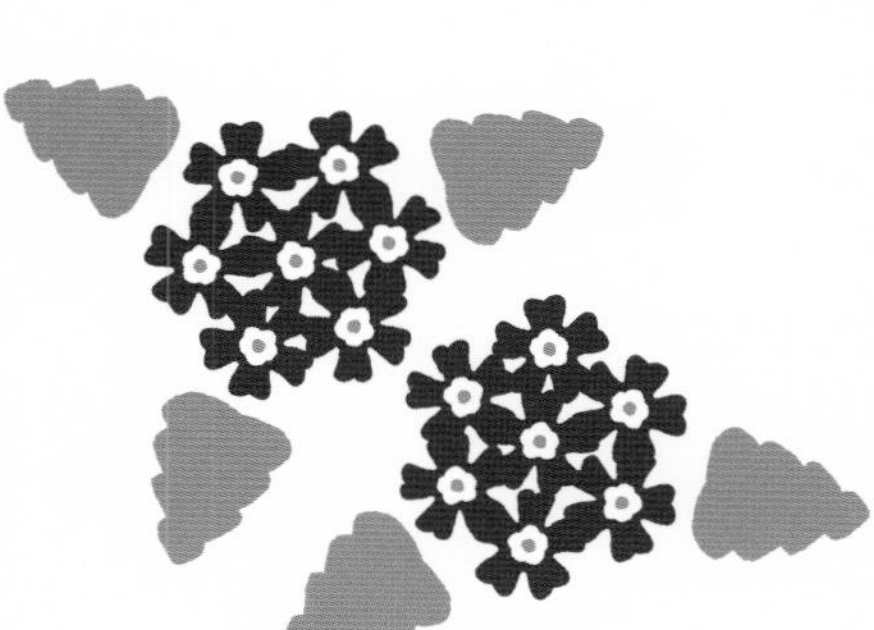

Contents

目次

Chapter 03
治療の実際

Chapter 04
術後に起こり得る後遺症や副作用をのりこえる

Prologue

すべての女性が知っておきたいこと

ブレスト・アウェアネスを知っていますか？

日頃から自分の乳房の状態に関心を持ち、変化に気づいたら専門医に相談を。40歳からの乳がん検診も重要です。

乳房を意識した生活を心がけて

以前は乳房の自己触診が大事といわれてきましたが、最近ではそれよりも「ブレスト・アウェアネス（breast awareness）」が世界的に提唱されています。これは、乳がん対策のための大切なキーワードといえるでしょう。breast は英語で乳房、awareness は気づいていること、知ることという意味で、ブレスト・アウェアネスとは「乳房を意識する生活習慣」ということです。普段から自分の乳房の状態に関心を持つことにより、いつもと違う変化に早く気づいて早めに医療機関を受診できる……そのための具体的な習慣として、４つのことが推奨されています（11ページの図）。

日頃から気軽な乳房チェックを

ブレスト・アウェアネスでは「触診」やしこりを見つけるといった難しいことではなく、気軽な「乳房チェック」をおすすめしています（12ページ参照）。自分の乳房を見て、触って、指に触れる感触を覚えておきましょう。月に1回などと堅苦しく考えず、普段から習慣づけましょう。

ステージがⅠ期の乳がんのサイズは直径２cm以下ですが、「着替えの時にたまたましこりに触れて受診しました」という方はたいてい２cmを超えています。実は1円玉の直径がちょうど２cm、自分の乳房に1円玉の大きさのしこりがあることを想像してみましょう。たまたま気づくにはたしかに少し小さい気がします。でも普段から関心を持っていれば、「触って、感じる」ことができそうだと思いませんか。

実は乳房は人それぞれで、もともとごつごつとしてしこりのように触れやすい乳房、のっぺりした感触の乳房、乳首が凹んでいる乳房など一人ひとり違うので、自分の普段の乳房は自分自身が一番よくわかります。「いつもと違う」と感じたら病院を受診して医師に相談し、普段と違いがなくても検診には行きましょう。

ブレスト・アウェアネスは乳がんの術後も重要です。残った側の乳房や切除後の胸のチェックを習慣づけましょう。乳房温存術後は乳房の変形度合いや硬さが人により違うので、いつもの状態を覚えておくことがより重要になります。いつもと違うと感じたら、担当医に相談しましょう。

乳房は女性にとって大切な体の一部で、しかも一番がんができやすい場所。その異変に誰よりも気づけるのは自分自身です。化粧やおしゃれと同じ「女性のたしなみ」のひとつとして、日頃からブレスト・アウェアネスを習慣づけておきたいものです。

実践したい4項目

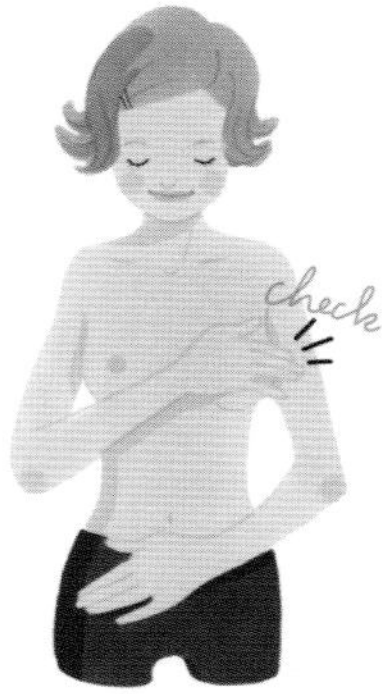

1 乳房の状態を知る（見て、触って、感じる：乳房チェック）

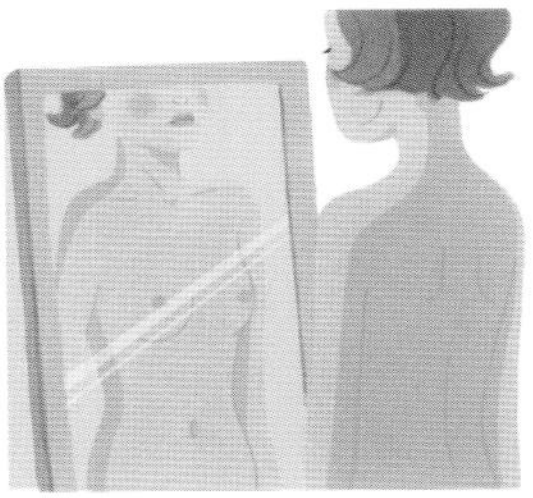

2 早く変化に気づく（しこり、皮膚の凹み、乳頭の分泌など）

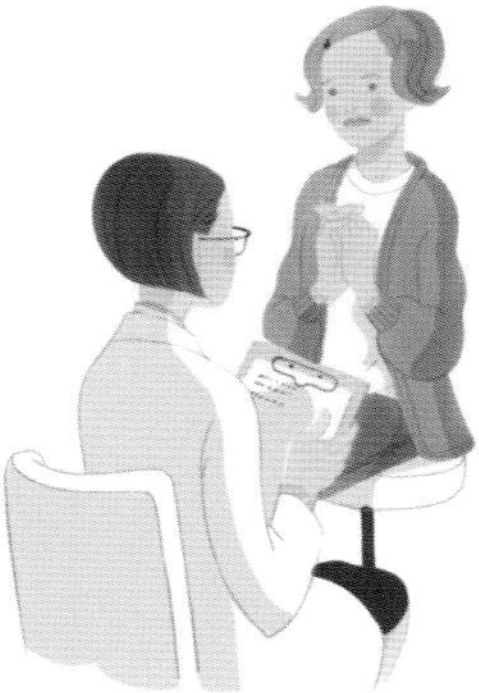

3 変化に気づいたらすぐ医師に相談する

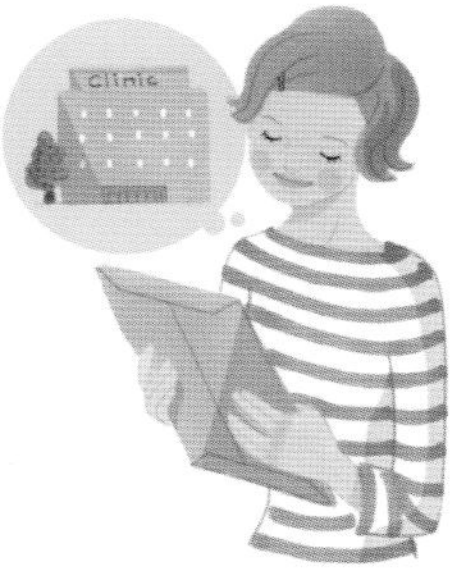

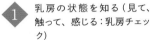

4 40歳になったら乳がん検診を受ける

乳房チェックのコツ

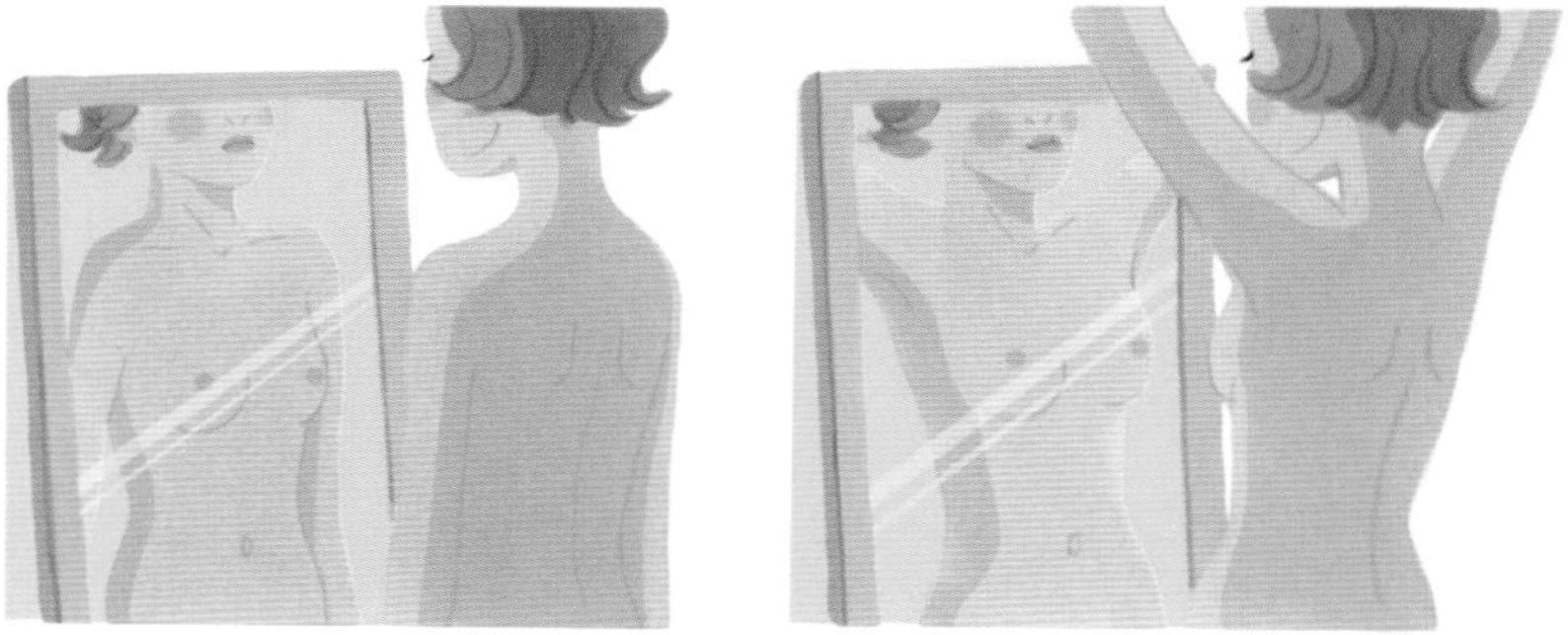

1 鏡に映してみる

両手を上げた状態と下げた状態で、両側の乳房を見て、ふくらみ、くぼみ、赤みなどいつもと変わったところがないかチェックする

2 触れる時のコツ

❶ 右の乳房は左手で、左の乳房は右手で触る
❷ 人差し指、中指、薬指の３本指をそろえ、乳房を軽く押さえて中の乳腺の硬さを指で感じながら、滑らせるように触る（乳房全体をつかんだりつまんでしまうと、しこりの有無がわかりません）
❸ 広い範囲を触る
乳腺は乳房のふくらみより広い範囲にあるので、上下は鎖骨の下からブラジャーの下の線まで、左右は体の中心から脇まで触る。
❹ 乳頭（乳首）もチェック
以前なかった乳頭の凹みやただれが発生していないか、絞ってみて液が出ないか、などをチェックする。

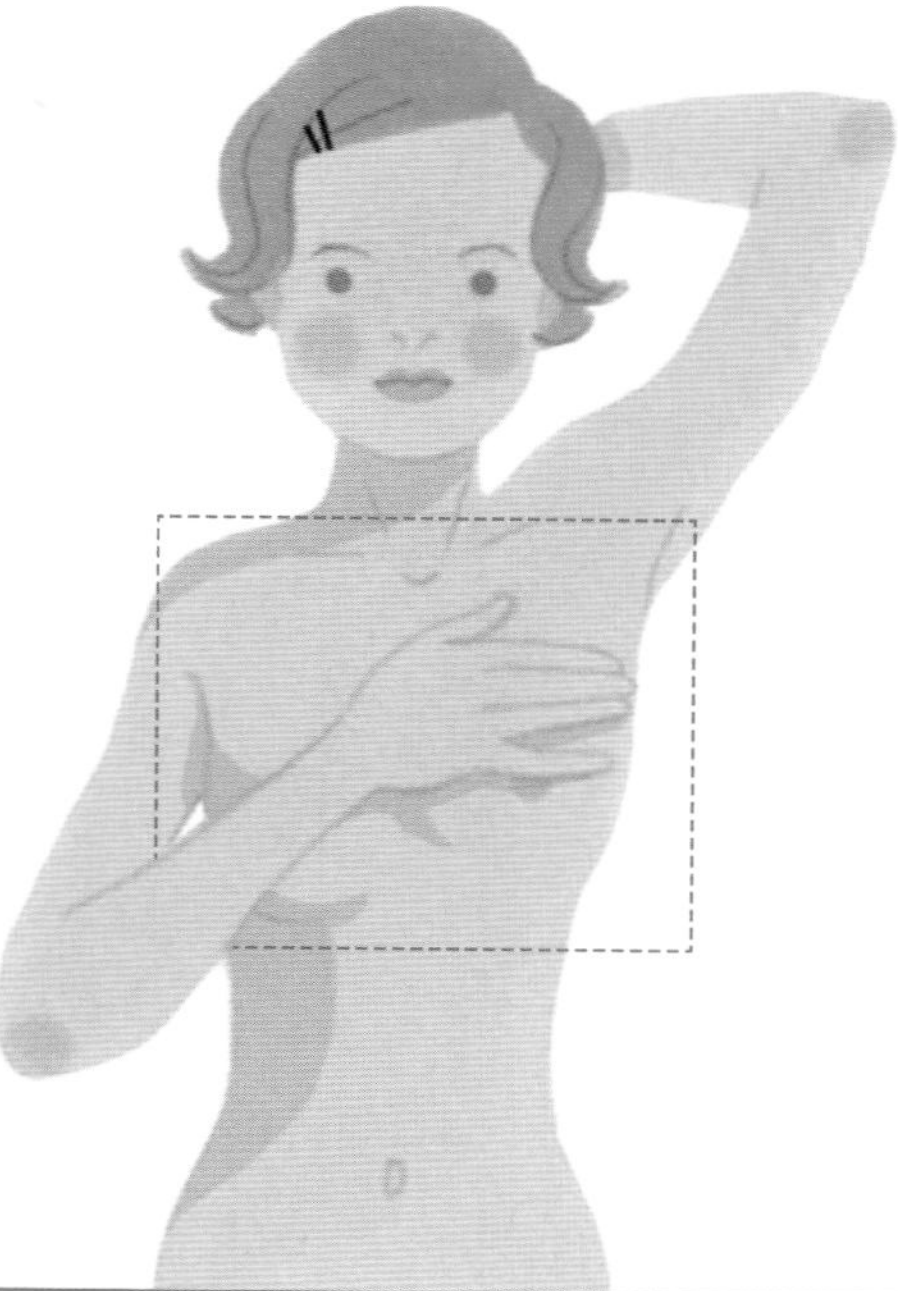

Chapter 01

乳がんの基礎知識

女性がかかるがんの第1位は乳がん

医学の進歩により、「がん＝死」ではなく、がんとともに生きるのがあたりまえの時代になりました。

乳がん発症のピークは40代後半と60代

がんの中で、女性に一番多いのが乳がんです。多くのがんが高齢者に多いのに対し、日本女性の乳がんは、40代後半から50代にひとつのピークがあり、比較的若い女性にも多いのが特徴です。さらに、閉経後の60代でも再びピークを迎えます(下の表)。

乳がんは比較的治りやすいがんなので、全体の死亡者数では1位ではありませんが、30歳から64歳という年代に限ると、がんによる死亡者数も乳がんがトップ。残念ながら、ちょうど女性が家庭や社会で活躍している働き盛りの年代の死因として一番多いがんということになります。

欧米諸国に比べると乳がんが少ない日本ですが、近年急速に増え、今や日本女性の9人に一人が生涯に一度は乳がんを経験するといわれ、身近な病気のひとつになりました。しかも、欧米では乳がん死亡率が減少傾向にあるのに対し、悲しいことに日本ではまだ増え続けているのです。

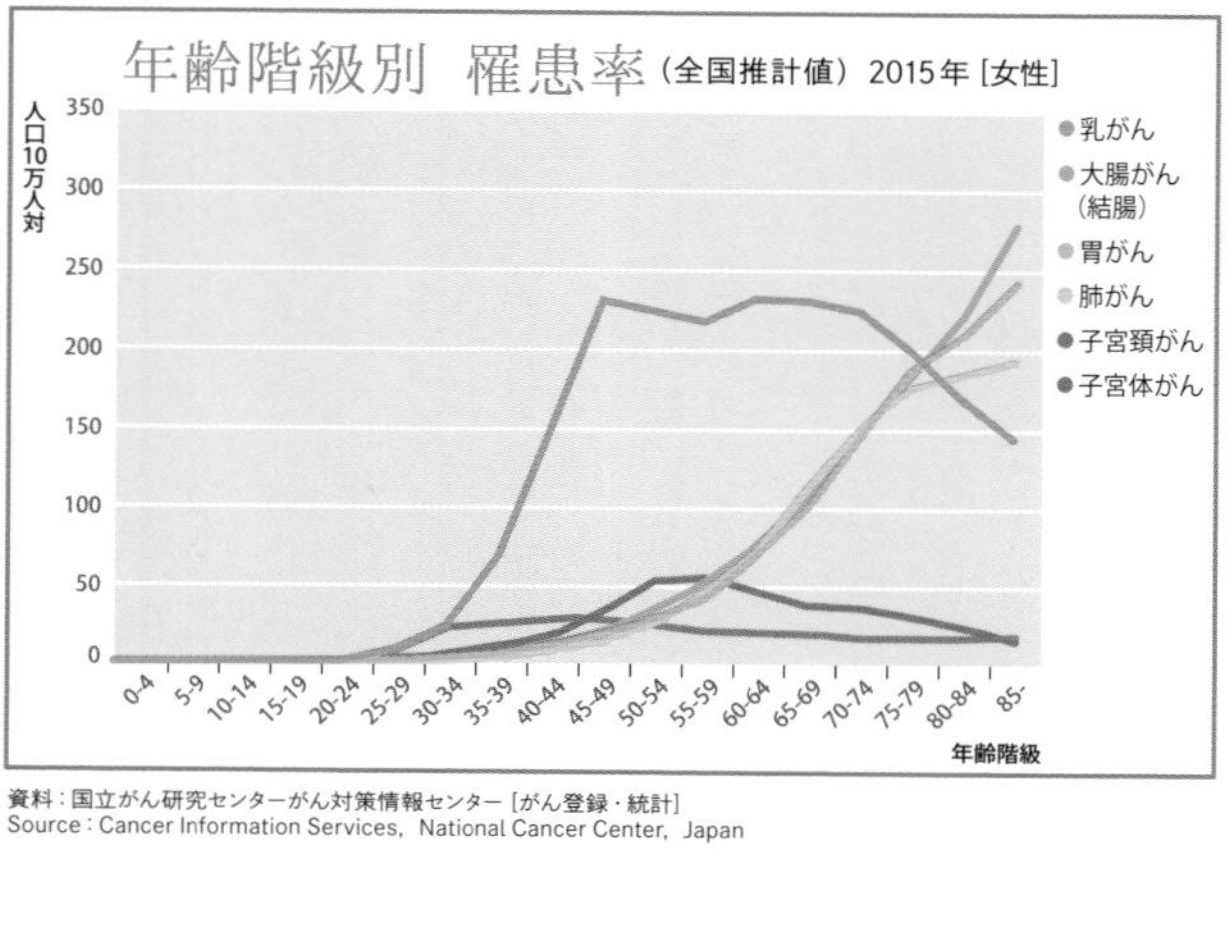

資料：国立がん研究センターがん対策情報センター［がん登録・統計］
Source：Cancer Information Services, National Cancer Center, Japan

どうしてがんになるの？

「乳腺」には、ミルクを作り乳頭（乳首）まで運ぶ乳管と小葉があり、それらが枝分かれしながら分布し、その間を間質が埋めています。乳腺とその周りの脂肪や皮膚を含めて「乳房」と呼んでいるのです。

乳管や小葉の細胞ががん化して異常に増えるのが乳がんです。正常な細胞はある秩序に従って増えたり死んだりを繰り返して通常の体の構造や働きを保っていますが、がん化した細胞（がん細胞）は無秩序に暴走してどんどん増えて、正常な体の働きを邪魔していきます。

細胞ががん化するきっかけは、一言でいうと「遺伝子に傷がつく」こと。遺伝子は細胞の中にあり、実は、日常的にも小さな傷がたくさんできていますが、正常な状態ではすぐに傷が修理されてバランスが保たれています。その修理がうまくいかずに傷が蓄積されてしまうと、制御が利かないがん細胞になってしまうのです。最近では、どんな遺伝子に傷がつくとどんながんが発生するかなど遺伝子レベルの研究が盛んに行われていますから、それに応じた予防法や治療法が少しずつ確立していくことが期待されます。

なお、ここでいう遺伝子というのは、もともと誰でも持っている正常な遺伝子が長く生きている間に傷ついてがん化するということで、いわゆる遺伝性のがん（がんになりやすい遺伝子が親から子に受け継がれて生まれながらに体の中に存在している）とは別の話です。遺伝性乳がんについては、後のチャプター2（40ページ参照）をご覧ください。

乳房の構造

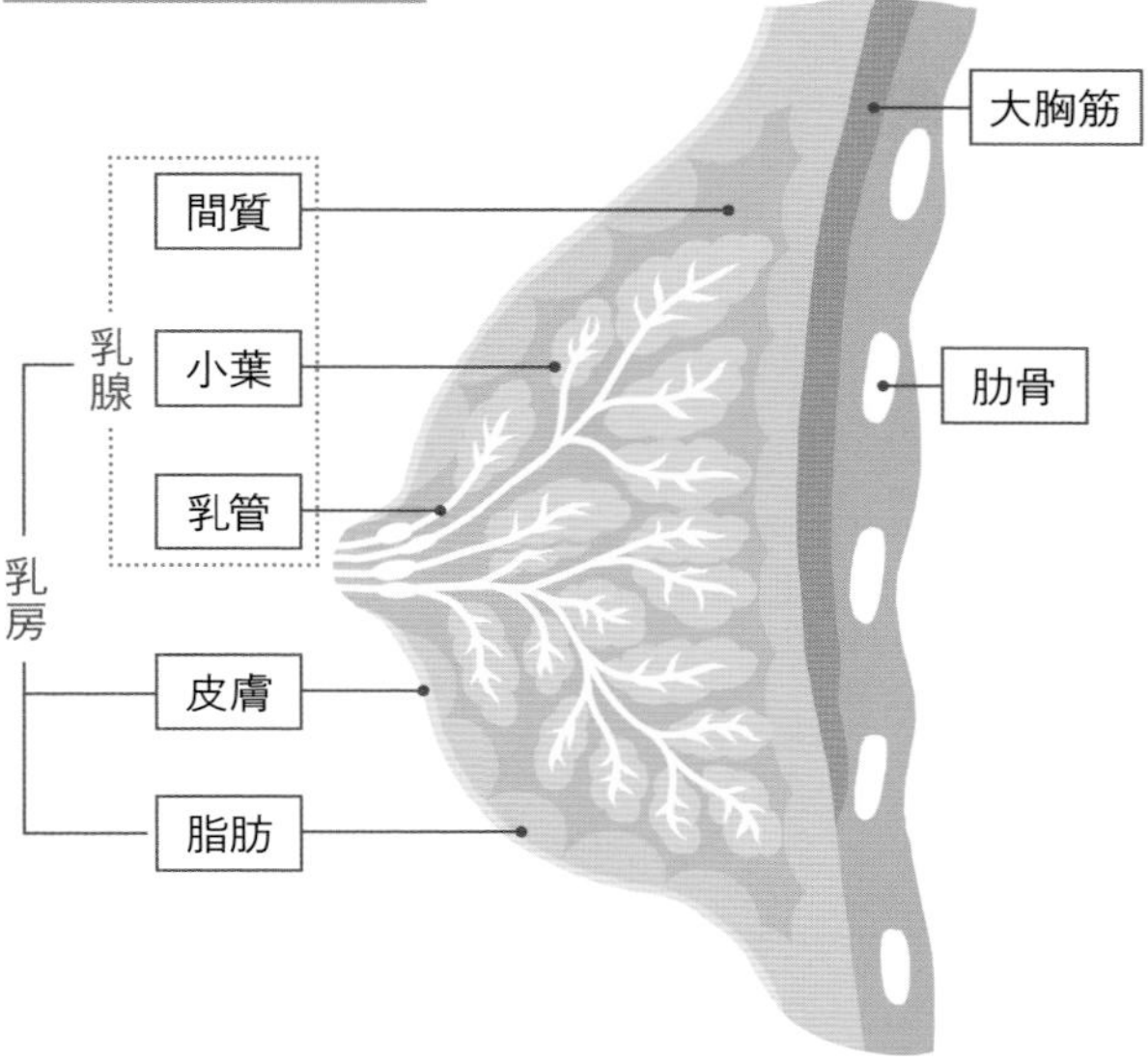

乳がんにかかりやすい人とは？

女性ホルモンが乳がんの発生に密接に関係しています。また、閉経後の肥満も要因のひとつとされています。

原因のひとつは女性ホルモンの影響

女性ホルモンが乳がんの発生に関係するので、初経が早く閉経が遅い、初産年齢が高いまたは出産歴がない、授乳経験がないなどは、乳がんの危険因子とされています。男性にも乳がんは発生しますが、女性の100分の1以下と稀です。他に、喫煙、閉経後の肥満などもかかりやすい要因とされています。従来少なかった日本の乳がんが増加した背景には、日本人女性の社会進出や、食生活の欧米化に伴う体形の変化があると考えられています。

家族や血縁に乳がんにかかった人がいる（乳がんの家族歴）ことも、かかりやすい要因のひとつとされます。その一部は遺伝性の乳がん（40ページ参照）ですが、それ以外に生活様式や一般的な体質なども関係していると思われます。

ただし、これらに全く当てはまらなくても乳がんにかかることはいくらでもあります。女性なら誰でもかかり得る病気、女性にとって一番身近ながんと考えて、日頃から正しい知識を身につけるようにしましょう。

乳がんのリスクファクター

- 初経が早く閉経が遅い
- 初産年齢が高い、または出産歴がない
- 授乳歴がない、授乳期間が短い
- 肥満（特に閉経後）
- 血縁に乳がんや卵巣がんにかかった人がいる
- 乳がんや乳房の異型病変などにかかったことがある

乳がんになった時の症状は？

乳がんの主な症状は胸やわきの下の「しこり」です。よほど進行しない限りは、全身の症状はありません。

乳がんの症状を知る

乳がんの主な症状は、乳房のしこりです。リンパ節に転移すると、わきの下にしこりを触れる場合もあります。鏡に映した時に、これまでになかった乳房の左右差や赤み、皮膚の一部が凹んだり乳頭が陥没するなどの変化が見られることもあります。他には、乳頭からの分泌物、特に片方の乳頭から、茶色~赤・黒色の血液混じりの分泌がある時にも注意が必要です。

このように乳がんは、自分で直接触って見つけることができるがんです。実際に、乳がん患者の半数以上は自分でしこりなどの症状を感じて受診しています。

ただし、よほど進行しない限り全身的な症状が出ることはなく、乳がんになっても乳房の変化以外は「元気」なのが普通です。また、乳房のしこりも特に痛みを感じるわけではありません。「元気だから大丈夫」「痛くないから大丈夫」は乳がんに関しては通用しません。

残念なことに、乳房に異変を感じても、そのままにしてしまうケースもあるようです。早期発見が大切な乳がんだからこそ、少しでも乳房の変化に気づいたら、すぐに医師に相談することが重要です。

Memo

乳房にできる良性の病変

乳房に見られる変化は乳がんだけではなく良性の場合もありますから、詳しい検査が必要です。代表的な良性のしこりは若い人に多い線維腺腫で、乳管内乳頭腫、葉状腫瘍などもしこりを作ります。乳腺症は乳管の細胞が増殖してごつごつと触れたりする状態で、乳がんと紛らわしいことがあります。

乳がんの種類と進行度

乳がんには非浸潤がんと浸潤がんがあり、進行度は0期からⅣ期の病期（ステージ）に分類されます。

乳がんには非浸潤がんと浸潤がんがある

乳がんは、乳管や小葉という、ミルクを作って乳首まで運ぶ細い管の壁から発生して、しばらくは乳管の中で広がります。この段階を非浸潤がんといいます。がんがこの管の壁を破って周囲の間質に出ると浸潤がんになります。浸潤がんというとかなり進んだがんのようなイメージを抱くかもしれませんが、実は乳がんの8割以上は浸潤がんで、むしろ浸潤がんが通常のがん、非浸潤がんはごく早期で見つかった一部のがん、と考えた方がいいでしょう。

浸潤がんは、乳房内で大きくなるとともにリンパ節に転移したり、さらに進行すると他の臓器（肺、骨、肝臓など）にも転移を起こす場合があります。

非浸潤がん

がん細胞が乳管の中だけで発育する

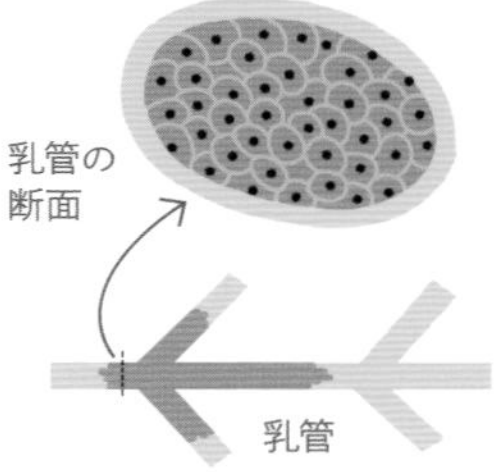

浸潤がん

がん細胞が乳管の外にまで発育する

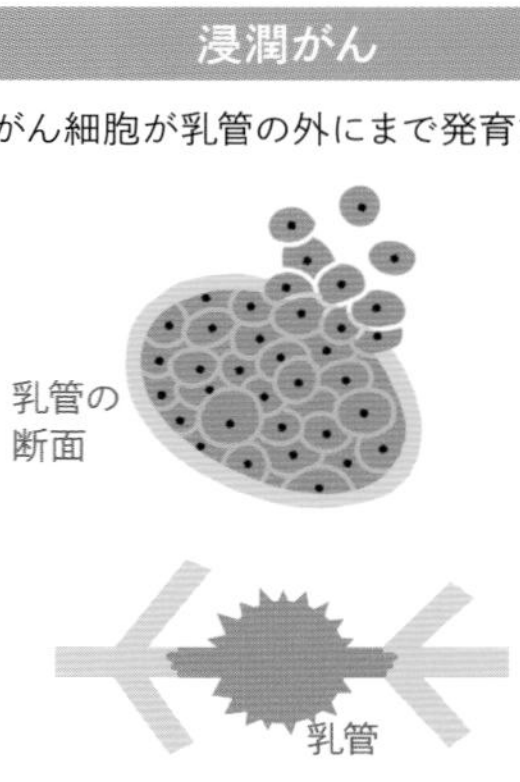

乳管の壁を破って外に出る＝「浸潤」
乳管の外に広がったがん細胞は増えるとしこりを作る

乳がんの病期（ステージ）別の頻度と生存率

病期	頻度		5年生存率	10年生存率
0期	14%	非浸潤がん（乳管の中にとどまるがん）	98%	※
Ⅰ期	43%	しこりが2cm以下で、リンパ節転移なし	97%	92%
Ⅱ期	31%	しこりが2cmを超えるか、リンパ節転移あり ⅡA：しこりが2.1～5cmでリンパ節転移なし しこりは2cm以下だがリンパ節転移あり ⅡB：しこりが2.1～5cmでリンパ節転移あり しこりが5cmを超えるがリンパ節転移なし	91%	97%
Ⅲ期	7%	ⅢA：しこりが5㎝を超えてリンパ節転移あり ⅢB：しこりが皮膚や胸壁に及ぶ ⅢC：リンパ節転移が進んでいる	72%	61%
Ⅳ期	2%	他の臓器に転移がある	43%	18%

- 頻度は、日本乳癌学会の全国集計より2017年の乳がん（不明3%）
- 生存率は、乳がん以外で死亡した人も死亡に含めたもの
  5年：日本乳癌学会の全国集計より2004年に発生した乳がん
  乳がん全体の5年生存率は、90%
  10年：全国がんセンター協議会の集計より2004～2007年に発生した乳がん
  乳がん全体の10年生存率は、82%
- 生存率は、病期だけではなく、サブタイプにも大きく影響を受ける
- ※ 非浸潤がん（0期）の10年生存率の正式なデータは見つからなかったが、0期の場合、乳がんによる死亡はゼロに近いと考えてよい

乳がんの進行度とは

乳がんは、進行度によって0期からⅣ期の病期（ステージ）に分類されます。0期は非浸潤がん、しこりが2㎝以下でリンパ節転移なしがⅠ期、2㎝を超えたりリンパ節転移があるとⅡ期、しこりが5㎝を超えかつリンパ節転移がある場合や、しこりが皮膚や胸壁に及んだり、リンパ節転移が進行したりした段階がⅢ期、肺・骨・肝臓など他の臓器に転移するとⅣ期となります。乳房全体の皮膚が赤くなりむくみを伴う状態は、炎症性乳がんと呼ばれ、ⅢB期に含まれます。皮膚のリンパの流れが滞っており、治療に難渋します。

0期はほぼ100%の生存率、Ⅰ期では10年生存率がほぼ9割と、早期に見つかれば、非常に治りやすいがんといえるでしょう。

乳がん検診について

乳がん検診の基本はマンモグラフィです。超音波検査は個人の希望で「任意型検診」として受けられます。

検診の基本はマンモグラフィ

自分で気づけるしこりの大きさには限界があります。小さなしこりやしこりとしては触れにくい乳がんを見つけるには、乳がん検診が重要となります。日本では、40歳以上の女性に、2年に1回のマンモグラフィ検診が勧められています。各自治体から対象の女性に通知が来ますし、費用の補助もあります。これは「対策型検診」といって、税金を使って国民全体の乳がん死亡率を下げることを目的に行われています。

他に、職場で行われる検診や、自費で人間ドックや検診センターを受診する「任意型検診」もあります。これらには、超音波検査（エコー）が組み合わされているものもあり、毎年受診することもできますが、個人の希望によるので、受診形態は様々です。

検診は、あくまで症状が何もない場合に受けるもの。何か気になる症状がある時には、検診ではなくて、医療機関の、外科、乳腺外科などを受診しましょう。また、検診には限界があり、検診では見つけられないがんもありますし、検診の後にがんができることもありますから、異常なしといわれてもその後に何か変わったことがあれば、必ず医師に相談しましょう。

欧米では多くの国で乳がん検診の受診率が7～8割に達しており、乳がんが減少した一因といわれています。それに比べて日本の受診率は5割に満たない現状で、受診率の低さが問題です。

せっかくの検診も、国民の多くが受診しなければ死亡率減少にはつながりません。これまで乳がんが比較的少なかった日本人女性は乳がんを他人事のようにとらえていたのかもしれませんが、これからは、乳がんを身近なものとして考え、自分の乳房を大切にしてほしいものです。

Column

検診と診療

「検診」と「診療」は正しく使い分けて

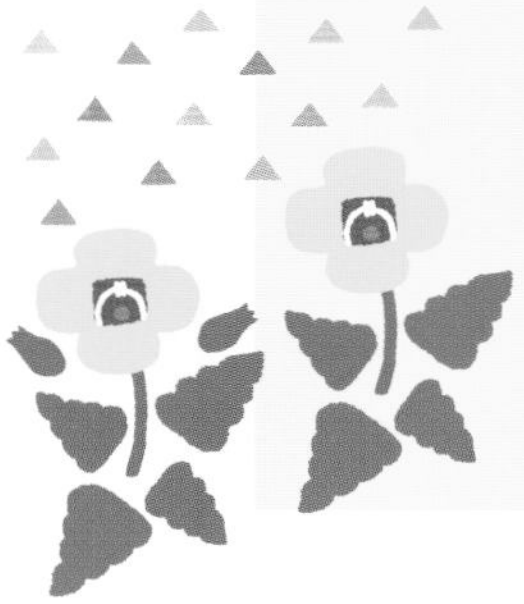

次のAさんとBさん、どちらが正しいと思いますか?

Aさん「入浴時に触ったら乳房にしこりを感じました。ちょうど市のマンモグラフィ検診のお知らせが来たのですぐに申し込みました」

Bさん「特に症状はないけれど、早期発見のために検診を受けてみようと思い、乳腺外科を受診しました」

2人とも一見乳がんの早期発見に熱心なようですが、実はどちらも間違っています。Aさんは、検診を受けるのではなく乳腺外科などを受診すべきで、Bさんは病院を受診するのではなく検診に行くのが正しい行動です。つまり「検診」と「診療」は違うのです。

検診は、無症状の人に異常がないかを調べるもので、多くの健康な女性が受けることを想定して一番効率の良い方法で行います。それに対して症状がある時には、その原因を調べるために個別の詳しい検査が必要になります。症状がある時には、検診ではなく病院を受診しましょう。それなら無症状でも病院の乳腺外科を受診した方が安心だと思う人もいるかもしれませんが、それは間違っています。検診は検診施設や検診車などで行い（病院・医院が診療とは別枠で検診を請け負っている場合もあります）、自治体の予算や会社の補助（＋一部自己負担）など国民の健康を維持するために用意された費用を使って行うか、それ以上の検査を希望する人は人間ドックや検診センターなどに申し込んで自費で行います。それに対し病院で行う診療は、病気がある人に適切な治療を提供するために、国民の医療費つまり税金を使って行う「保険診療」です。症状がないのに検診目的で病院を受診すると、医師や病院スタッフの時間、検査の枠などが本来使われるべき病気の方に十分まわらなくなってしまいますし、必要以上に税金を使うことになってしまいます。病気になった時に適切な診療を受けるためにも、検診と診療は正しく使い分けましょう。

乳がん検診の利益と不利益

国が勧める乳がんの「対策型検診」は、早期発見につながる良いチャンスですので、ぜひ利用しましょう。

対策型検診は国民全体の健康につながる

40歳以上に2年に1度推奨されている乳がん検診。乳がん検診を受けるとどんな良いことがあるのでしょうか？　一番はがんの早期発見によって命を落とさないようにすること。多くの女性が検診を受けると全体の乳がん死亡率の減少も期待できます。また早期発見できると、進行してから見つかるよりは、小さい手術ですんだり、薬の治療も軽くてすむ可能性が出てきます。検診で異常なしといわれることによる安心感もあるでしょう。

一方、検診には「不利益」もあることはご存じですか？　マンモグラフィは乳房をはさんで撮影するので、一時的ですが少し痛みがあります。

１０００人の女性が乳がん検診を受けたとすると「要精密検査」となるのは50〜１００人程度、その中で実際にがんが見つかるのは2〜3人です。精密検査で異常がなかった大多数の人の中には、余分な検査や注射をされて損したと思う人もいるでしょう。結果が出るまで不安な気持ちで過ごす場合もあります。

また、検診で見つからないがんもあり、中にはしこりが触れてもマンモグラフィではわからないという場合もあり得ます。「異常なし」を過信して、その後何か気になった時に受診を控えてしまっては逆効果です。

さらに最近では、非浸潤がんの一部には、非常に進行が遅くて長年放置しても症状が出ない、あるいは命にかかわらないようなものもあるとわかってきました。そのような「治療が必要ないがん」まで検診で見つけすぎているのではないか、という意見もあります。

では、そんな不利益があるなら検診を受けると損をする？　いいえ、そうではありません。対策型検診は、不利益よりも利益の方が大きいという判断のもとに国を挙げて勧められているのです。いくつかの「不利益」もあることは理解したうえで、早期発見できる良いチャンスとして検診を利用しましょう。

任意で受ける検診

人間ドックや検診センターなどで行う任意型検診では、毎年でもマンモグラフィによる検診や超音波検査などを受けることが可能です。

たとえば、日本の大規模な研究の結果、40代の女性ではマンモグラフィ検診に超音波も加えることでより多くのがんが見つかることはわかっていますが、その分、要精密検査の割合も増えることになります。「精密検査が多少増えても乳がんをできるだけ早く見つけたい」と考えるなら超音波を含めた検診を受ける、「余分な精密検査は受けたくないからマンモグラフィでわかるがんだけ見つかればよい」と思うならマンモグラフィのみの検診を受けるといった具合に、自分で考えて選択するのが任意型検診です。

「検診の不利益」は、知っておくことは大事ですが、あまり重く考える必要はないと私は思います。たとえば精密検査の結果が異常なしや良性なら、自分の乳房の状態をより知ることができその後の検診や経過観察にもつながるので、きちんと調べてよかったとも考えられます。「治療が必要ない乳がん」もたしかにあるかもしれませんが、まだどのがんがそれに当たるかはっきりしていませんし、そのようながんは検診で見つかるがんの中のごく一部にすぎません。

もしあなたが「乳がんになったらできるだけ早期で見つけて早く治療したい」と思っているなら、検診は利益の方が大きいと思います。ただし、検診の「異常なし」は「今の時点でこの検診で見つけられるような異常はありません」ということです。もし自分で乳房の変化を感じたら、すぐに病院の乳腺外科を受診しましょう。

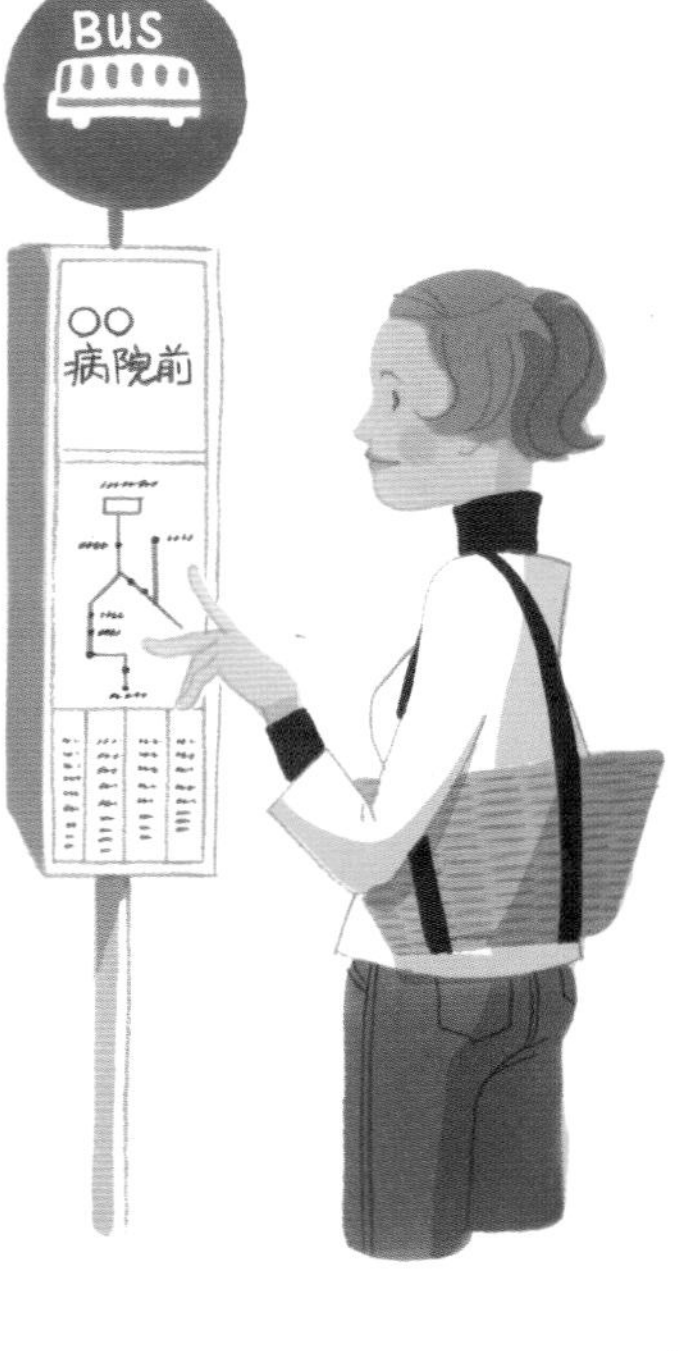

Chapter 02

発見・診断のための検査と治療法の選択

診断を確定するためにどんな検査をするの？

視触診、マンモグラフィ、乳房超音波検査の3つを行い、その後、細胞診や生検をして診断が確定されます。

治療法の選択肢が増えた今、あせらずに十分な検査を

乳がんの検査の流れとしては、

- **がんか良性かの検査**
- **がんの広がりや性格の検査**
- **転移の有無の検査**

となります。がんか良性かの検査は、視触診、マンモグラフィ、乳房超音波の3つを施行したうえで、細胞診や生検をして確定します。昔は乳がんの治療といえば、「乳房とリンパ節を手術ですべて切除して、術後に薬を使う」という決まったコースがほぼ全例で行われていたので、がんであることさえわかれば治療が開始できました。

ところが今は、乳房を全切除するのか部分切除（乳房温存）するのか、リンパ節は全部とるのかセンチネルリンパ節生検をして決めるのか、先に手術をするのか薬を使ってから手術をするのかなど、治療法の選択肢が増えたので、

- **どんなタイプのがんか**
- **がんの広がりや分布はどうか**
- **リンパ節に転移がありそうか**

など、治療法を決めるためには様々な情報が必要となっています。したがって、がんと診断された後も、治療が始まるまでに検査が追加されることもありますが、あせらずに十分な検査をしてから治療を開始することが重要です。

視触診

まず両側の乳房を観察して左右差や凹み、赤み、乳頭の変化などがないかを見ます。次にしこりや部分的な硬さがないか、乳首から分泌がないか、わきの下のリンパ節が腫れて

いないかなどをチェックします。もちろん、触っただけでがんかどうかを決めることはできませんし、触診では触れないがんもありますが、視触診だけで明らかにがんとわかる場合もありますし、慣れた医師の触診ではある程度の予測が立ちますから、その後の検査の進め方を決めるうえでも視触診は重要です。

マンモグラフィ（レントゲン検査）

マンモグラフィとは乳房のレントゲン検査のこと。検診でも行われます。左右それぞれの乳房を、縦・横の2方向から平たく圧迫して撮影します。乳房の端まで十分写るように、また微妙な変化を見落とさないきれいな写真をとるために、乳房を引っ張ったり平らに押さえたりするのでやや痛みを伴いますが、長時間ではないので少し我慢しましょう。

マンモグラフィでは、しこりのかげや乳房のゆがみ、左右差などから病変を拾い上げます。また、マンモグラフィで見える石灰化（細かな白い点状のかげ）は、しこりを作る前の早期のがんや、他の検査でわからないがんの広がりを見つけるのに役

マンモグラフィの画像

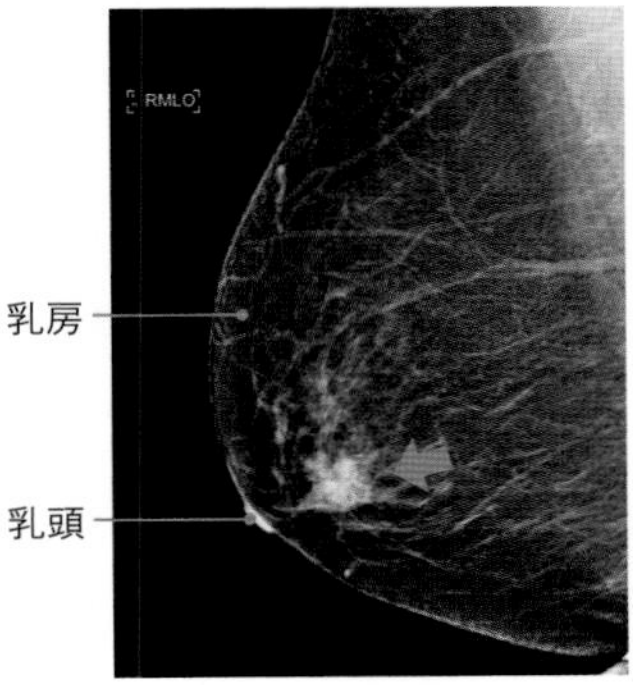

乳がんの画像
脂肪の多いタイプの乳房なので、白い乳がんのしこり（矢印）がよく見える

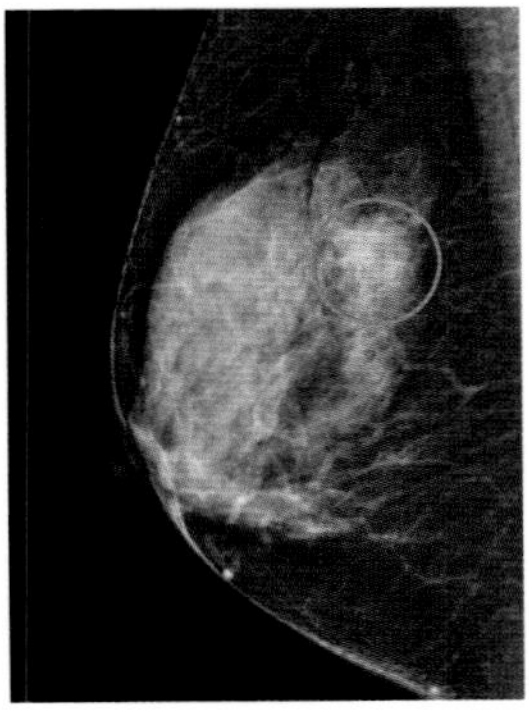

高濃度乳房
乳腺が密になっていて全体が白く写るので、乳がんの白いしこり（○印）が見えにくい

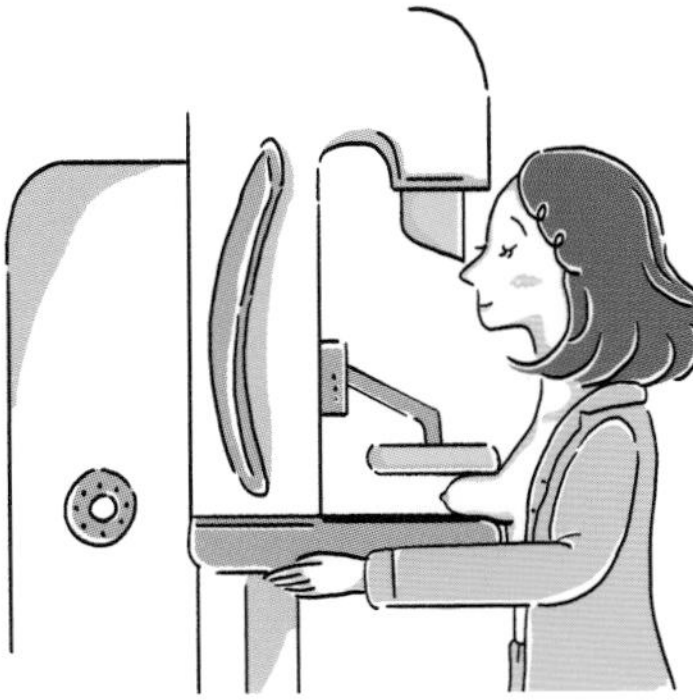

立ちます。

痩せて脂肪が少ない乳房や若くて乳腺が密につまっている乳房（高濃度乳房〈32ページ参照〉）では、病変が見つかりにくいこともあり、注意が必要です。

乳房超音波検査（エコー）

乳房超音波検査とは、超音波を乳房に当てて、はね返ってくる音をコンピューターが画像化するもので、マンモグラフィとともに、乳房の検査の基本です。ベッドサイドで手軽にでき、放射線の被ばくもありません。妊娠中の方や妊娠の可能性がある方にも適した検査となります。乳房や病変の内部を詳しく観察することができ、病変が何なのかを調べるのに有効です。触診で触れないような小さな病変や、マンモグラフィで写りにくい病変を超音波で見つけられる場合もあります。

視触診、マンモグラフィ、乳房超音波の3つを組み合わせることで、がんの疑いがどの程度あるか、細胞診や生検が必要かどうかを判断していきます。

乳房超音波検査の画像

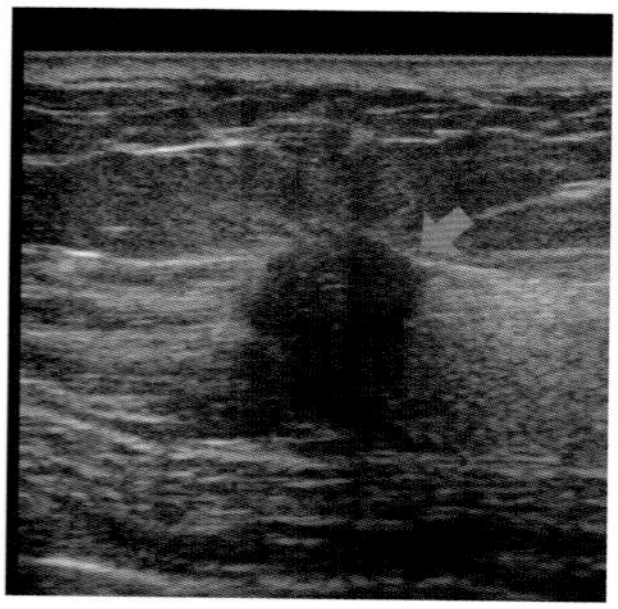

超音波　矢印の黒いしこりが乳がん

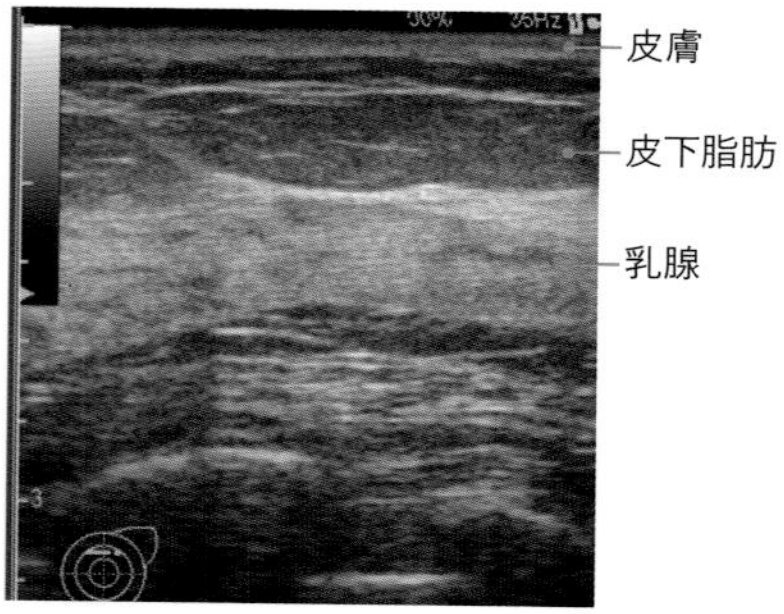

超音波　正常の乳房

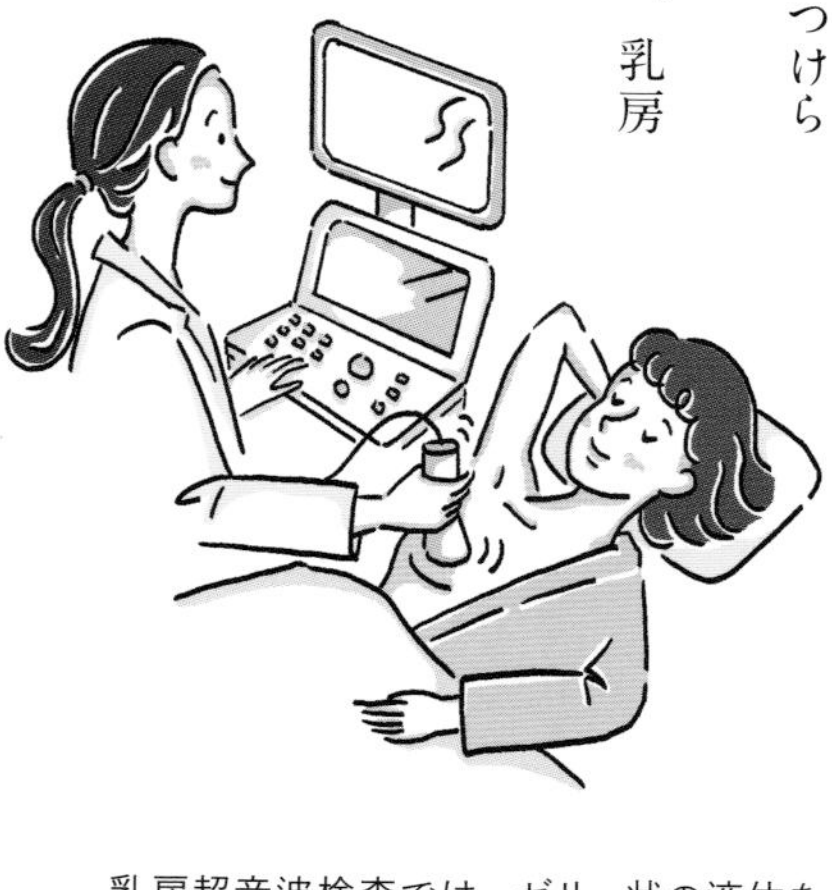

乳房超音波検査では、ゼリー状の液体を塗った後に超音波で調べます。おおよそ10～15分と比較的短い時間で検査が可能です。

細胞診

乳房の病変に細い針を刺して注射器で引いて細胞を採取し、顕微鏡で調べることにより、細胞ががんか良性か診断することができます。これを穿刺吸引細胞診といいます。

細胞が十分にとれなかったり、判定が難しい場合もありますので、細胞診で診断が不確実な時には生検を追加します。

簡便な診断法なので、画像で良性と診断する場合の確認や、リンパ節転移の確認などにしばしば用いられます。ばらばらな細胞を見るので、がんか良性かの診断はついてもがんのタイプなどの細かな情報までは得られないことから、がんを疑う場合には、より確実で情報量の多い針生検が行われることが多くなっています。

生検（生体検査）

乳がんの初期治療の方針を決定するためにとても大切な検査です。患部の組織の一部を採取して顕微鏡で診断する検査で、病変に針を刺して採取する針生検と、メスで病変の一部または全体を切り取って調べる切除生検とがあります。

採取した組織は、ホルマリンで処理してプレパラートを作り、病理医が顕微鏡で見て診断（病理診断）します。細胞診よりも詳細な情報が得られる生検の病理診断では、がんか良性かだけでなく、がんの悪性度やサブタイプ（ホルモン療法や抗ハーツー〈HER2〉療法が効くタイプかなど）も調べることができ、治療方針の決定に必要な情報が得られます。

細胞診

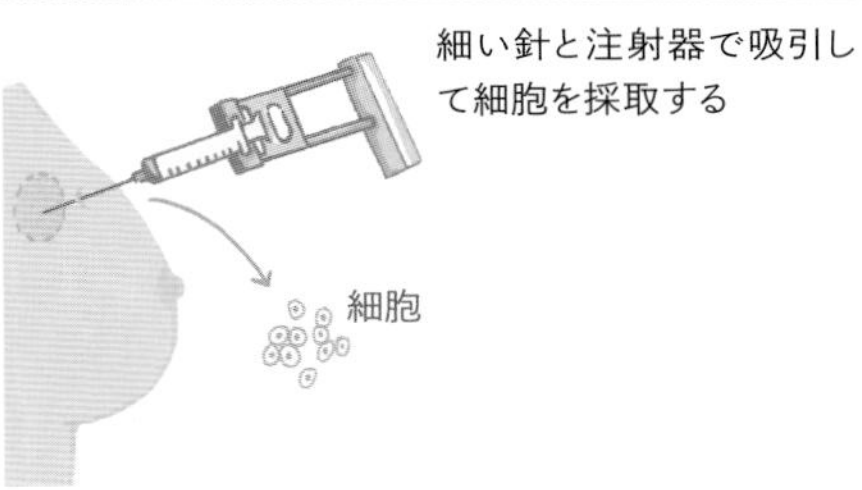

細い針と注射器で吸引して細胞を採取する

針生検・吸引式乳房組織生検

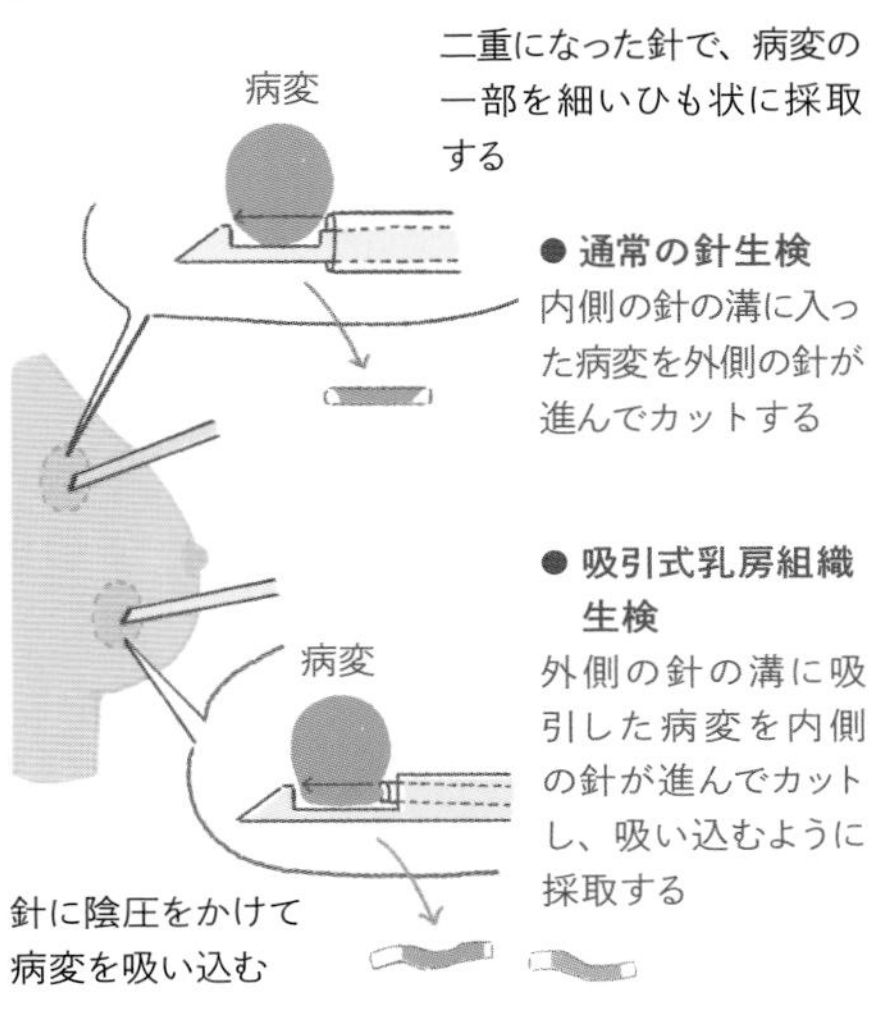

二重になった針で、病変の一部を細いひも状に採取する

● 通常の針生検
内側の針の溝に入った病変を外側の針が進んでカットする

外側の針の溝に吸引した病変を内側の針が進んでカットし、吸い込むように採取する

ⓐ針生検

細胞診よりやや太い針を刺して、針の中に採取された細長い組織を病理診断する検査です。通常、超音波で観察しながら刺すことにより、小さな病変にも正確に針を刺すことができます。最近では、吸引式乳房組織生検という方法（マンモトーム®など）もあり、太めの針を刺して中を吸引しながら組織をとることにより、従来の針生検より多くの組織をとることもできるようになりました。

超音波に写らずマンモグラフィでしか見えない「石灰化」などの病変では、マンモグラフィで写しながら吸引式乳房組織生検を行う装置もあります。外来の局所麻酔で行える検査で、消毒などの時間を入れても30分前後で終わります。

針生検でとれる組織は病変のごく一部のみで量も多くはないので、病理診断が難しくて確定できない場合も稀にあります。その時には次の切除生検が必要となります。

ⓑ切除生検（外科的生検）

メスで病変を切り取る病理診断で、病変の一部を切り取る場合と、小さな病変などでは全体を摘出する場合があります。通常、針生検では診断が確定できなかった場合に行われますが、最近では針生検で十分な診断がつくことが多く、切除生検をすることは非常に少なくなりました。

ＭＲＩ（核磁気共鳴画像法）

日本の多くの施設では乳がんの診断がついた場合、マンモグラフィや超音波ではわからない、がんの広がりや隠れた病変がないかを調べるために、治療開始前にＭＲＩ検査を追加します。

ＭＲＩは核磁気共鳴といって磁場を用いた検査なので、体内に金属があると受けられません（心臓ペースメーカー、人工内耳など）。検査中大きな音がするので耳栓やヘッドホンをして、乳房のＭＲＩは通常うつぶせで乳房を下垂させた姿勢で行います。ガドリニウムという造影剤を使うので、喘息治療中の方はアレルギーに注意が必要です。狭いトンネル状の装置に入るので、狭い所が苦手な方はあらかじめ申し出ましょう。

しこりが、がんか良性かの診断にも有効なので、マンモグラフィや超音波の後に、生検が必要かどうか判断するためにＭＲＩを行うこともあります。

マンモグラフィや超音波に比べて、微妙な病変まで敏感に指摘できるという長所がありますが、良性の病変まで写りすぎてしまう傾向もあるので、うまく利用することが重要です。

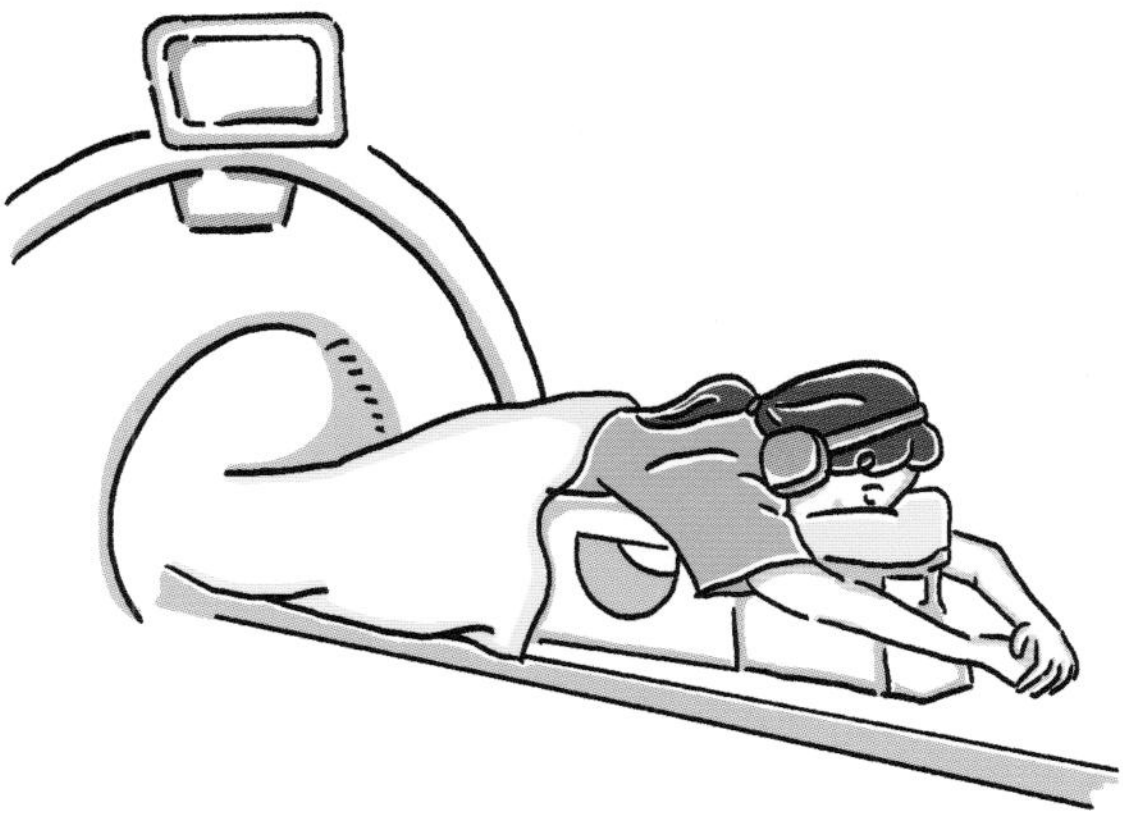

機械の中に横たわっているだけで痛みはありませんが、原則的に造影剤の注射が必要です。検査時間はおおよそ30分前後です。

全身の転移の検査

乳がんが転移しやすいのは肺・骨・肝臓など。これらに転移がないか調べるためには、「CT」や、「骨シンチグラフィー」「PET-CT」などの検査をします。ただし、Ⅰ期やⅡ期のがんで無症状の場合には、これらの検査をしても転移が見つかる可能性は非常に低く、検査をする意義もはっきりしていないので、転移の検査は省略することも多いです。

MRIの画像

超音波では2㎝の限局したしこりに見えたが、MRIではしこり（赤矢印）のほかに、乳管に沿ったがんの広がりが白い線状～点状に写っている（黄矢印の範囲）

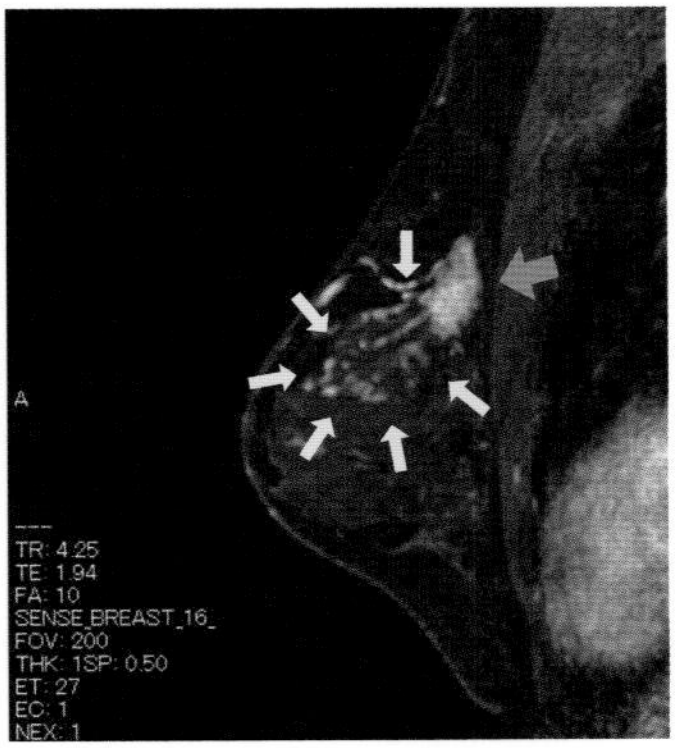

（左乳房を正面から見た画像）正面からみると、しこりの内側から乳頭の方にがんが広がっているのがわかる（白い線は血管）

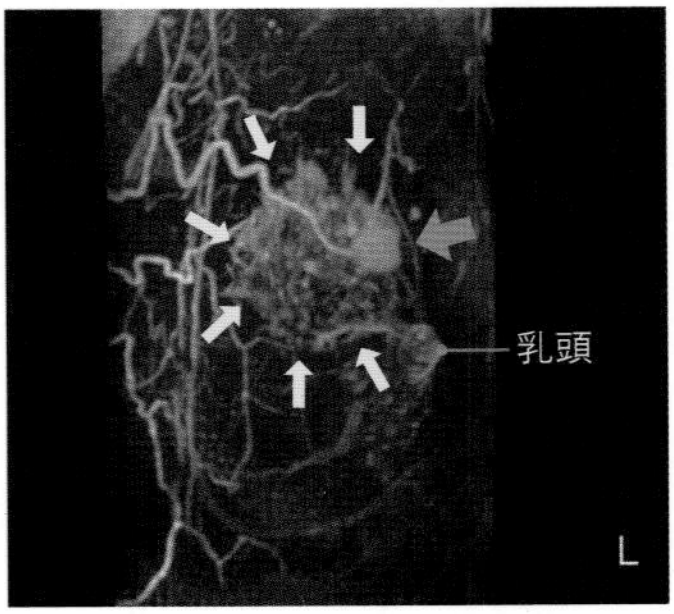

気になる言葉「乳房濃度」と「高濃度乳房」

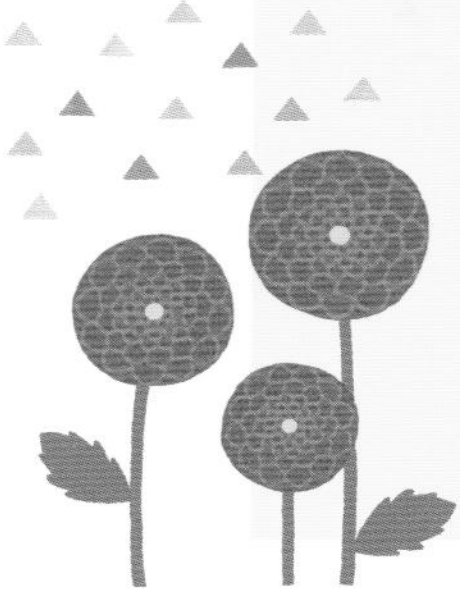

マンモグラフィ検査で白っぽく写る乳房を高濃度乳房と呼ぶ

乳房には、乳腺の本体と周囲の脂肪とが混在しています。脂肪と乳腺との割合には個人差があり、年齢とともに脂肪の割合が増えていきます。マンモグラフィでは脂肪は黒く、乳腺は白く写ります。脂肪が少なくて全体が白っぽく写る乳房を「高濃度乳房」と呼びます。痩せて脂肪が少ない乳房や、若くて乳腺が密につまっている40代以下では高濃度乳房が多く、日本人は欧米に比べて高濃度乳房の割合が高くなっています。

乳がんはマンモグラフィで白く写るので、土台の乳腺全体が白っぽい高濃度乳房では、その中に白いがんが存在しても、ちょうど雪の中の白ウサギを探すように見つけにくくなってしまいます。ですから、マンモグラフィ検診で異常なしといわれても、実はがんが隠れている可能性を念頭に置かなくてはなりません。

Column

アメリカではマンモグラフィ検診の際に「乳房濃度」を本人に知らせる州が増えています。日本では今のところ、一律に知らせる方針にはなっていません。その一番の理由は、高濃度乳房といわれた場合にどう対応すべきかが定まっていないからです。マンモグラフィで見えにくいがんを見つけるという意味では、超音波検査を追加することが有効です。ただし、高濃度乳房の女性に一律に超音波検査を追加することの有効性についてはまだ十分証明されていませんし、高濃度乳房は病気ではないため、病院の保険診療で超音波検査をすることができません（自費検査になります）。また、「乳房濃度」の判定自体、医師や機械によりややばらつきがあり、必ずしも絶対的なものとはいえません。欧米では高濃度乳房の方が乳がんの発生率が高いとされており、日本人でもその傾向はありそうですが、欧米ほどの差ではないと予測され、まだデータも不十分です。

自分の乳房濃度を知りたい人は医師の説明の際などに聞けば教えてもらえます。そこで高濃度乳房といわれても、マンモグラフィで見つかるがんは十分ありますので検診は続けましょう。さらに多くのがんを見つけたいと思う方は、人間ドックなどの任意型検診で超音波検査を併用するのもひとつの方法です。

高濃度乳房とわかった場合、一番大切なことは、マンモグラフィ検診結果を過信せずにブレスト・アウェアネスを心がけ、何か変化があったら検診結果が異常なしでも病院を受診するという意識を持つことです。実は、これは乳房濃度にかかわらず、すべての女性にとって重要なことなのです。

治療法を選択するために理解しておきたいこと

乳がんの治療は、手術・放射線・薬物療法の3つを組み合わせて行う「集学的治療」です。

乳がんの治療法は手術・放射線・薬物療法の組み合わせ

乳がんの治療は「集学的治療」といって、手術、放射線、薬物療法（薬の点滴や内服）の3つを組み合わせて行います。

3つをすべて行うとは限りませんが、手術はほとんどの乳がんで行う治療です。また、一部の非浸潤がんを除くと、手術だけではなく薬も使います。手術の時点で乳房以外に潜んでいるがん細胞を薬でたたいて、

乳がんの集学的治療

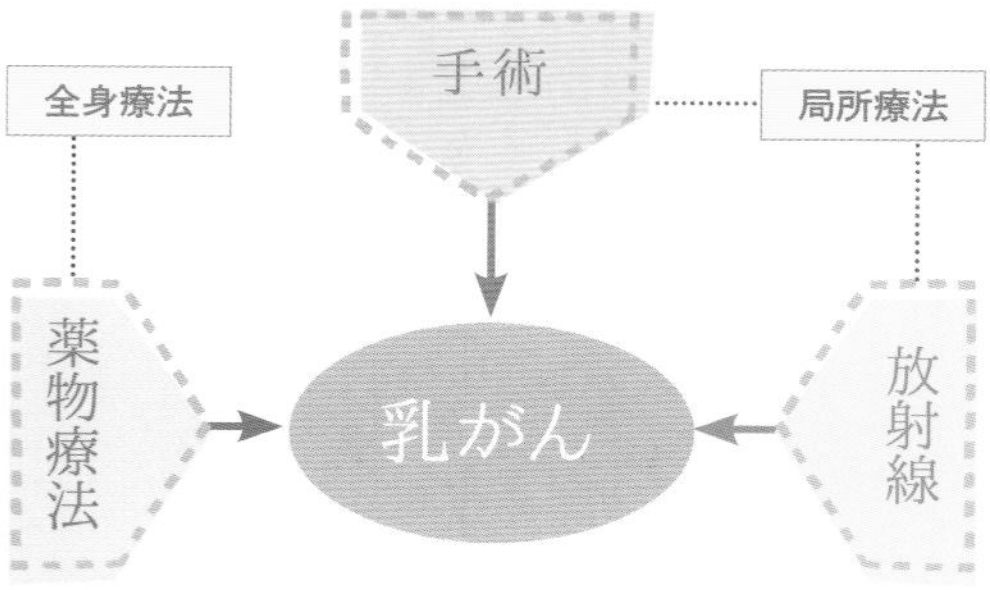

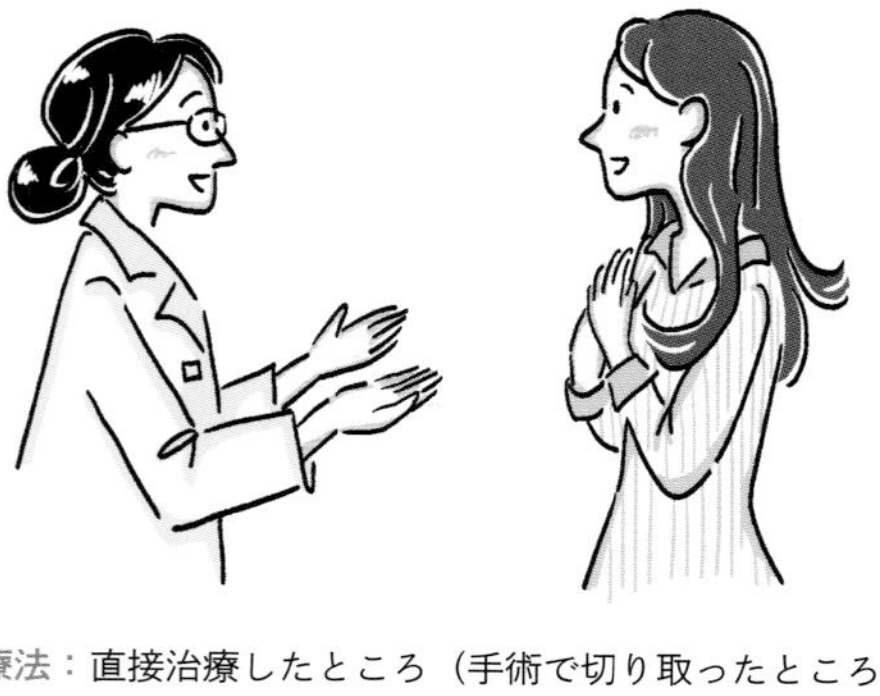

局所療法：直接治療したところ（手術で切り取ったところ、放射線をあてたところ）に効果がある
全身療法：全身のがん細胞に効果が期待できる

再発を予防するためで、術後に使う場合と、術前から使う場合とがあります。乳房温存療法では、残った乳房内に目に見えないがん細胞が残っている可能性があるので放射線をあてますし、乳房全切除でもリンパ節転移があった場合などには切除後の胸やリンパ節に放射線をあてることがあります。

乳がんのサブタイプ

「ホルモン受容体」「ハーツー」「Ki-67」は、いずれも針生検で採取したがん細胞の病理検査で調べることができ、これらをもとに、治療方針を立てたり、予後を予測したりします。

治療法を決めるには、がんの進行度と、がんの性格、特にサブタイプが重要になります。

サブタイプには、ルミナールAタイプ、ルミナールBタイプ（ハーツー陽性、ハーツー陰性）、ハーツータイプ、トリプルネガティブタイプがあります。これらは、ホルモン受容体、ハーツー（HER2）が陽性か陰性か、増殖能を示すKi-67が高いか低いかなどを組み合わせて判断します（36ページ参照）。

ホルモン受容体とは

ホルモン受容体には、エストロゲン受容体（ER）、プロゲステロン受容体（PgR）があり、特にERが重要です。これらのホルモン受容体が陽性のがんは、女性ホルモンの影響を受けて育つため、ホルモン療法の効果が期待できます。またホルモン受容体が陽性のがんは、陰性のがんに比べて増殖速度は一般に緩やかです。

ハーツー（HER2）とは

ハーツーは、細胞表面にあるタンパクで細胞の増殖に関係しているといわれます。これがたくさんある（ハーツー陽性）乳がんは、増殖速度は速いのですが、トラスツズマブ（ハーセプチン®）に代表される抗ハーツー薬による薬物療法の効果が期待できます。

Ki-67とは

Ki-67は細胞増殖の指標となるタンパクで、これが高いと細胞の増殖が速く悪性度が高いことになります。

乳がんのサブタイプ

乳がんは、顕微鏡で見た細胞や形態の特徴から、乳管がん、小葉がん、粘液がんなどの名前で呼ばれますが（組織学的分類）、その他に右表のようなサブタイプの分類があり、これが治療方針決定に直接役立ちます。

		ホルモン受容体	HER2	Ki-67
サブタイプ	ルミナールA	＋	−	低い
	ルミナールB	＋	−	高い
	ルミナールB	＋	＋	
	ハーツー	−	＋	
	トリプルネガティブ	−	−	

ルミナールAタイプ

ホルモン受容体陽性のがんは、ルミナールタイプと呼ばれ、その中でも、ホルモン受容体が強陽性で、Ki - 67が低値かつ、ハーツー陰性の場合をルミナールAと呼ぶ。乳がんの中では最もおとなしいタイプ。

ルミナールBタイプ(2種類)

ホルモン受容体が陽性でも、ハーツーも陽性の場合、またはホルモン受容体の陽性度が低かったりKi - 67が高い場合には、ルミナールAよりも悪性度がやや高くなり、ルミナールBと分類される。

ハーツータイプ

ホルモン受容体陰性、ハーツー陽性のタイプで、もともと悪性度が高いがんであるが、抗ハーツー療法の進歩により、がんを小さくしたり再発を抑えたりすることが容易になった。

トリプルネガティブタイプ

ホルモン受容体の中のエストロゲン受容体が陰性、プロゲステロン受容体、ハーツーも陰性で、乳がんの中では発育が早く、治療に難渋することが多いがん。遺伝性乳がんにもしばしばこのタイプがみられる。今のところ3つとも陰性のものをまとめてトリプルネガティブと呼んでいる。が、実はこの中にもいろいろな種類のがんが含まれていることがわかっており、今後、それぞれに応じた治療法が開発されていくことが期待されている。

乳がんの5つのステージと治療の流れ

〈0期〉

針生検の結果が0期（非浸潤がん）なら、まず手術をします。術後の病理検査の結果で、切除されたがんのどこにも浸潤がなければ最終的にも非浸潤がんの診断となり、通常術後の薬物療法は不要です。

しかし、ホルモン受容体陽性で乳房温存療法の場合には、温存した乳房内の再発を抑える目的でホルモン療法を行うこともあります。手術で浸潤が見つかれば、それに応じた術後治療を追加します。

〈Ⅰ期～Ⅱ期〉

手術と薬物療法の両方が必要になり、手術が先か薬物療法が先かは、サブタイプ、病巣の大きさやリンパ節転移の状況、乳房温存の希望があるか、などを考慮して決めます。

〈Ⅲ期〉

通常、先に薬物療法をしてがんを小さくしたり勢いを抑えたりしてから手術を行い、多くの場合術後に放射線をあてます。炎症性乳がんや、皮膚や筋肉への浸潤が広いケースで、薬物療法をしても手術が困難な場合には、Ⅳ期に準じて薬物療法主体の治療となります。

〈Ⅳ期〉

乳房や周囲のリンパ節以外の臓器に転移があるⅣ期では、薬物療法が主となり、基本的には手術をしません。生存率にかかわってくるのは乳房の中のがんではなく、転移したがんがうまく抑えられるかどうかが重要なため、乳房やリンパ節を切除しても生存率は上がらないと考えられるからです。

ただし、薬物療法の結果、転移したがんが長期間コントロールできそうな場合には、乳房のがんが大きくなったり皮膚に出てきたりして処置に困るような状況を避ける目的で、手術を追加する場合もあります。

いずれの場合にも、乳房温存術の後には原則として放射線をあてます。乳房全切除では、リンパ節転移が多い場合などに放射線をあてます。

放射線は術後の病理結果がわかってすぐに開始する場合もありますが、抗がん剤投与と放射線照射は同時には行えないので、術後に抗がん剤治療が必要な場合には、3～6か月程度の抗がん剤治療終了後に放射線照射を行うのが一般的です。

なおホルモン療法と放射線治療は同時に行えます。

一般的な初期治療の流れ

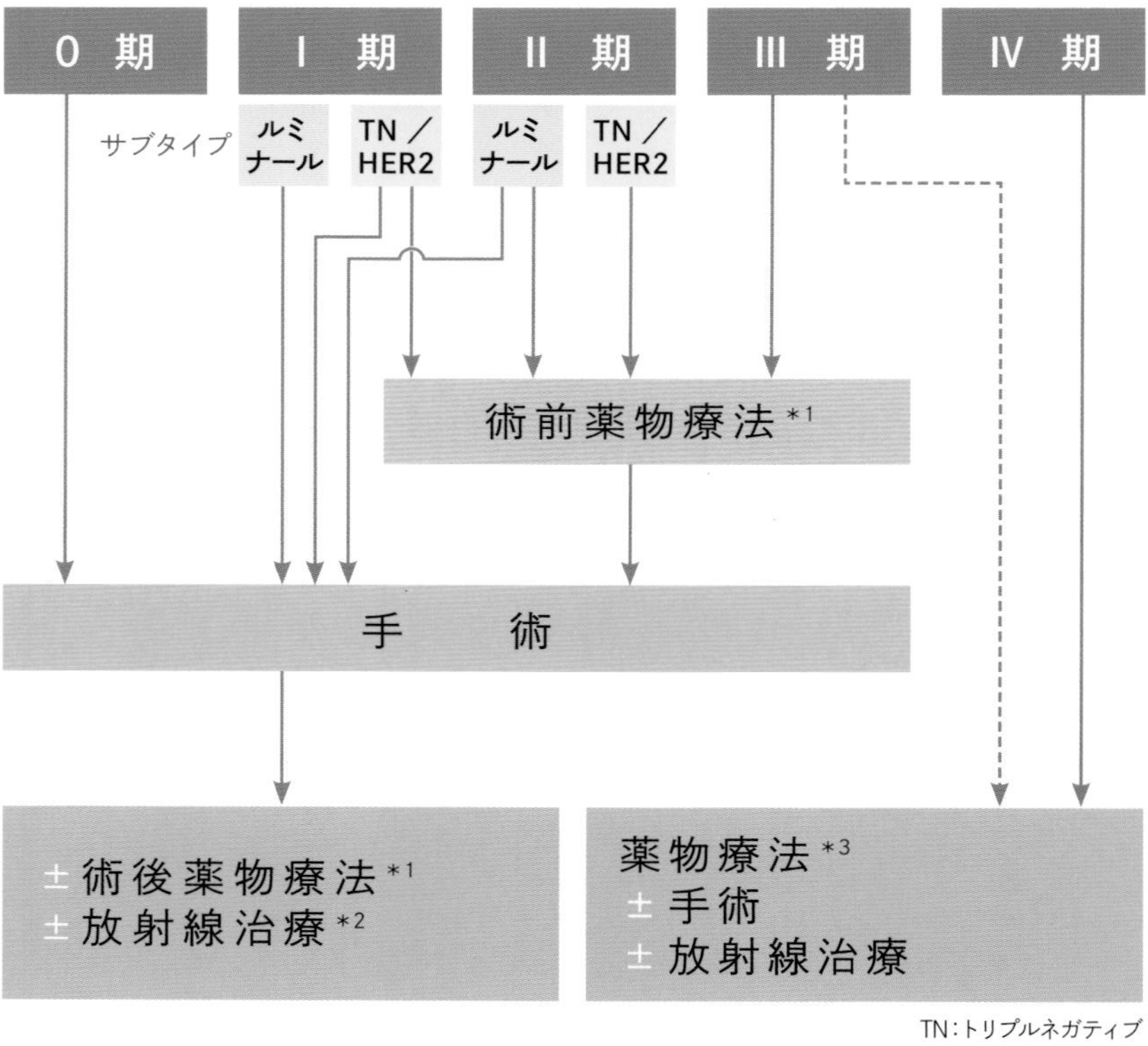

＊1：手術前/後の薬物療法
抗がん剤：術前または術後通常3〜6か月
抗HER2療法：術前〜術後計1年間
ホルモン療法：術後5〜10年

＊2：術後放射線治療
乳房温存術後
乳房全切除後リンパ節転移陽性等
術後抗がん剤治療ありの場合は抗がん剤終了後に行うことが多い

＊3：Ⅳ期の薬物療法は期間の限定なく効果を見ながら継続する

手術の前に抗がん剤を使う場合

　手術を先にしても抗がん剤を先にしても、最終的な生存率は変わらないとされています。抗がん剤の効果をみたり、乳房温存を可能にする目的で、手術の前に薬を使う場合がありこれを「術前薬物療法」といいます。

　術前薬物療法では、通常、化学療法（抗がん剤投与）を行い、ハーツー陽性の乳がんでは、抗ハーツー療法も一緒に行います。使う薬や期間は術後に行う場合と基本的に同じで通常3〜6か月程度となり、手術はその後になります。

　抗がん剤の本来のターゲットは乳房のしこりよりも全身に潜んでいるがん細胞ですが、術前に使えばもちろん乳房のしこりも小さくなるので、患者さんが自分で効果を実感でき、術後の病理検査でがん細胞がどの程度ダメージを受けていたか顕微鏡レベルで確かめることもできます。中にはがん細胞が消えてしまうケースがあり、その場合は後々の生存率も良いというデータもあります。

　しこりが大きくて乳房温存が難しい場合に、術前の抗がん剤で小さくなれば乳房温存が可能です。ただし、がんの分布や縮小のパターンによっては、抗がん剤が効いても乳房温存は難しいという場合もあります。

　術前化学療法の適応となるのは、サブタイプや進行度から「抗がん剤が必要である」ことが術前にわかっているケースです。ハーツー陽性やトリプルネガティブの多くが術前化学療法の適応です。一方、ハーツー陰性のルミナールタイプで、手術結果を見ないと抗がん剤が必要かどうかが決められないケースでは、通常、手術が先となります。術前ホルモン療法は、閉経後のルミナールAタイプなどで行うこともありますが、どのくらいの期間使うのが最適か、最終的な予後についての評価などは、まだ定まっていません。

治療の期間

　薬物療法では抗がん剤の点滴は数か月、抗ハーツー療法は1年間というのが標準的な期間です。放射線治療は5〜6週間で、抗がん剤の点滴が終わってから開始することが多いです。ホルモン療法は5年間の内服治療が基本で、最近では10年間の内服も推奨されています。ホルモン受容体陽性乳がんの治療は非常に長丁場となりますが、普段の生活や仕事を続けながら行うことが十分可能です。自分のライフスタイルの中に治療をうまく組み込んでいくことが重要となります。

遺伝性乳がんの可能性を考える

遺伝性乳がん卵巣がん症候群では乳がん罹患のリスクが高まります。家族歴等で気になる方は相談を。

遺伝性乳がんとは？

乳がんの5～15%程度が遺伝性と考えられます。代表的な遺伝子はBRCA1とBRCA2（以下、BRCA1／2）です。この遺伝子が関係しているのは、主に乳がん・卵巣がんなので「遺伝性乳がん卵巣がん症候群（HBOC）」と呼ばれます。

チャプター1で、がんの原因は遺伝子（DNA）に傷がつくことだと説明しましたが、BRCA1／2遺伝子はDNAの傷を修理してがんの発生を抑える働きをしています。そのためこの遺伝子のどちらかが正常の働きを失う（遺伝子の変異といいます）と、DNAの傷を修理しにくくなり、通常よりがんが発生しやすくなるのです。

BRCA1またはBRCA2に変異があっても必ず乳がんになるわけではありませんが、一生のうちに乳がんになる可能性が26～84%（一般女性では12%程度）と、一般女性よりかなり高くなり、卵巣がんのリスクも上がります。また、若い年代から発生しやすくなり、男性乳がんも通常より増えたり、すい臓がん・一部の前立腺がんの発生にも関係しています。親のどちらかにこの遺伝子の変異があると、50%の確率で子供にも変異が受け継がれます。41ページの「遺伝性乳がん卵巣がん症候群（HBOC）を考慮する要素」をチェックして、当てはまる項目があった場合は、その可能性が考えられます。

家族や血縁に乳がんが多い場合以外にも、若年性乳がん、トリプルネガティブ乳がん、両側の乳がん、男性乳がん、卵巣がん、すい臓がんなどがあれば遺伝性が疑われます。

遺伝性乳がん卵巣がん症候群（HBOC）を考慮する要素

1	若年（50歳未満）で発症した乳がん
2	複数の乳がん（両側、片側に2個など）
3	トリプルネガティブ乳がん
4	男性乳がん
5	乳がんの他に、卵巣がん、腹膜がん、すい臓がんになったことがある
6	家系内※に、乳がん、卵巣がん、すい臓がん、前立腺がんになった人がいる

※親子・兄弟姉妹の他に、祖父母、孫、おじ・おば、めい・おい（第２度近親者）までを考慮、血のつながりのない養子や夫の家系は含まない

第１度、第２度近親者の家系図

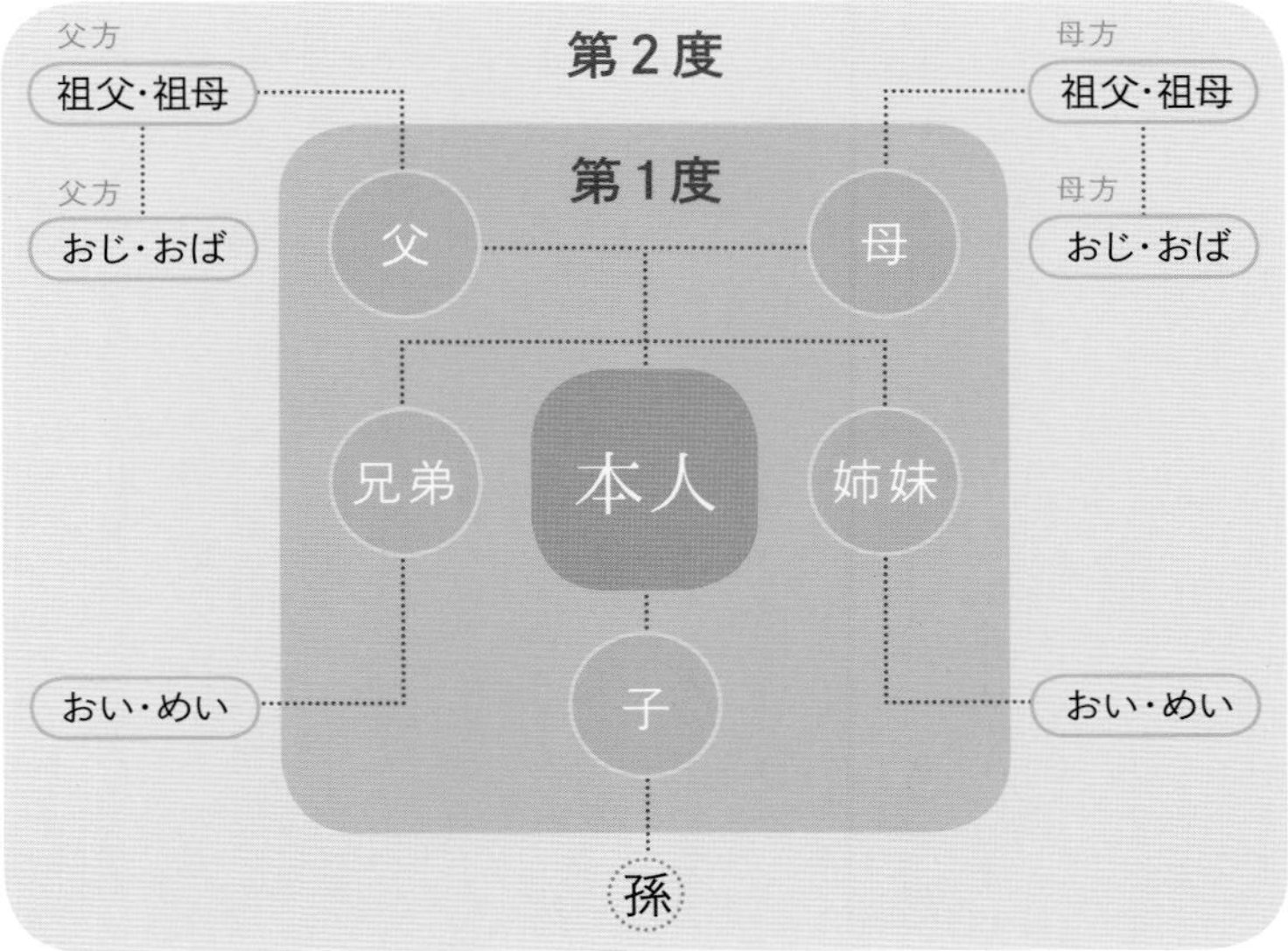

「遺伝性乳がん卵巣がん症候群」であるかどうかの検査

遺伝性かどうかの診断は、採血して血液中の遺伝子の変異を調べます。入院の必要はありません。おおよそ3週間くらいで結果が出ますが、結果は他の人に漏れないよう厳重に管理され、原則として本人に伝えられます。

陽性の場合には、今後卵巣がんにならないか、他の血縁者に知らせるべきか、将来の結婚や就職、保険の加入などに影響が出ないかなど、様々な不安が出ることがあります。そのため検査を受けるかどうかは、専門家の説明を聞いたうえで慎重に判断すべきです。陽性の場合の対応についてもカウンセリングを受けることができます。

2020年4月からは、乳がんにかかった方で一定の条件を満たせば、保険診療でBRCA遺伝子の検査ができるようになりました。手術方針の決定や、再発した時の薬の選択でもBRCA変異があるかどうかが判断材料のひとつとなるため、遺伝性の可能性がある場合、検査のひとつとして提示されることも増えてきました。乳がんを多く扱う施設では、カウンセリングの体制も整いつつあります。

結果と対応について

ⓐ結果が陽性の場合

陽性、つまりBRCA1またはBRCA2遺伝子に変異が見つかった場合、「遺伝性乳がん卵巣がん症候群（HBOC）」と診断され、今後の検診や乳がんの治療について、いくつかの選択肢が出てきます。

乳房温存療法について

HBOCの場合、温存した乳房にまたがんができる可能性を考え、たとえ乳房温存が可能な乳がんでも全切除をするという選択肢が出てきます。希望があれば乳房再建をして形態を保ちます。

リスク低減手術

将来乳がんや卵巣がんになる危険（リスク）を減らすために、がんになっていない正常な乳房や卵巣を切除することを、リスク低減手術といい、予防的乳房切除術と、予防的卵巣卵管切除術とがあります。乳房切除術には、希望があれば乳房再建を組み合わせることもできます。ただし、HBOCと診断されても将来必ずがんになるわけではないので、丁寧なカウンセリングを受けて自身のリスクの程度やメリット、デメリットを十分考えたうえで選択すべきです。

定期検診（フォローアップ検査）

リスク低減手術を受けない場合には、がんになった時により早く見つけるための定期的な検診が重要です。通常の検診や術後のフォローアップには、マンモグラフィや乳房超音波検査が行われますが、HBOCの場合には、より小さいがんを見つけやすいMRIを用いた検診が推奨されています。また、より若い年齢から注意を払うこと、卵巣がん発見のための婦人科検診も重要です。

薬物療法の選択

BRCA遺伝子変異陽性の乳がんだけに効くとされる薬もあります。オラパリブという分子標的薬の一種で、今のところ再発乳がんだけに使われていますが、今後、術後の再発予防にも使われるようになったり、他の新しい薬が開発されたりするかもしれません。

ⓑ結果が陰性の場合

ひとつの遺伝子でも変異する位置や変異の仕方にはいろいろな場合があり、それらがすべて解明されているわけではありません。また、遺伝性乳がんの遺伝子には、BRCA以外のもの、まだわかっていない遺伝子もあります。したがって、結果が陰性（BRCA1／2どちらも変異なし）であっても、現在の検査ではわからないような変異や、他の遺伝子に異常がある場合もあります。

また、何らかの遺伝子変異はあるものの、それが乳がんや卵巣がんの発生と関連しているかどうかがまだはっきりしていない場合には、「不確定」と判定されます。その一部は、今後の研究で関連がわかってくる可能性もあります。つまり、陰性や不確定の場合にも、遺伝性が完全に否定されたわけではありません。たとえば家系に乳がんや卵巣がんの人が多くいるなど、遺伝性が強く疑われる場合には、今後受けるべき検診や注意点などについて、カウンセラーによく聞いておきましょう。

このように、今では、遺伝子検査も乳がんの治療を選択する際の重要な要素のひとつとなってきました。ただし、検査やカウンセリングの体制は施設によって差がありますし、リスク低減手術が可能な施設はまだ限られています。若年性乳がん、家族歴がある、トリプルネガティブ、両側の乳がんなど、遺伝が気になる場合には、遺伝子検査について担当医に聞いてみるとよいでしょう。その施設で対応できない場合には、対応が可能な施設を紹介してもらえることもあります。

賢いセカンドオピニオンとは

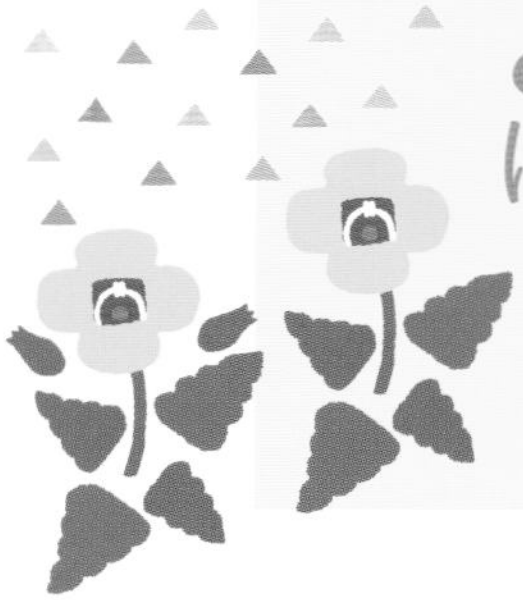

最初に診察を受けた担当医ではなく、他の医療機関で別の医師に第二の意見を求めることをセカンドオピニオンといいます。現代においてセカンドオピニオンはよくあることなので、遠慮なく担当医に伝えてみましょう。

乳がんでは、標準的な治療を示すガイドラインがありますから、専門医なら治療の大筋は変わらないはずですが、具体的な考え方ややり方は、医師や施設によって異なる部分もあります。また、最初にかかった医師が専門医ではない場合、ガイドラインから外れた治療を提示されてしまうことも時にはあるかもしれません。最初の医師の診断で疑問や納得できないことがあったり、別の医師の意見を聞いてから決めたいと思う時には、セカンドオピニオンを検討するのもよいでしょう。大いに活用すべきなのですが、セカンドオピニオンについて勘違いしていたり、十分活かせていないなと思うケースも多々あります。

セカンドオピニオン＝転院ではありません

セカンドオピニオンといいながら、「実はこっちの病院で治療を受けたいんです」という方がしばしばいます。セカンドオピニオンは、2人目の意見を聞いたうえで最初の医師の方針とあわせて再度検討して、どちらで治療を受けるかを決めるための受診で、転院目的の紹介とは異なり通常自費診療です。したがってセカンドオピニオンで受診した方は、いったん最初の病院に戻ってもらうのが原則です。最初の病院と相談した結果、最終的にセカンドオピニオンの病院を希望した場合に、正式に転院の紹介を受けます。最初から転院すると決めている場合は、セカンドオピニオンではなく転院の紹介状を書いてもらいましょう。

ドクターショッピングをすることで治療が遅れることも

診断や治療の内容がどうしても受け入れられなくて、自分の希望通りの話を聞けるまで何軒も病院を変え続けることを、「ドクターショッピング」といいます。

たとえば、乳房温存が困難な病状なのに「温存できますよ」と言ってくれる医師を探してセカンドオピニオンを続ける、などです。これでは治療開始が遅れてしまったり、標準治療から外れた不適切な治療を受けてしまうということにもなりかねません。セカンドオピニオンは、信頼できる専門医1か所か、せいぜい2か所くらいにしておきましょう。

何が疑問で、どんな点を聞きたいのか、はっきりさせてから受ける

セカンドオピニオンに来た方に、「前の病院では何と言われましたか?」と聞くと、時々

「わかりません」という答えが返ってきます。これではせっかくのセカンドオピニオンの意義が半減してしまいます。また、「そのことは前の病院では説明してくれませんでした」という声もよく聞きますが、その多くは、そこまで説明が進む前に、あるいは聞きたいことを十分質問する前に、セカンドオピニオンに来てしまったケースです。最初の医師の意見を十分聞いたうえで、何が疑問か、どんな点を聞きたいのかをはっきりさせて受けるのが上手なセカンドオピニオンです。重要なのは、まず「ファーストオピニオン」をしっかり聞くことなのです。

　セカンドオピニオンを受けると、「最初の医師よりセカンドの医師の方が、わかりやすく十分に説明してくれる良い医師だ」という印象を持つことがしばしばあるようです。それはもしかしたら錯覚かもしれません。なぜならセカンドオピニオンの時は、まず患者さん自身が最初の説明時よりも知識も心の準備も整っていて理解しやすい状態である、ということ。次に、最初の医師の説明に追加したり患者さんの質問に直接答えたりするので、医師も詳しく説明しやすい、さらに、セカンドオピニオンはそのための診療時間をとっていることが多いのでゆっくりと説明できる、などの理由からです。以上の点を頭に入れて、セカンドオピニオンを冷静に活用してください。もし方針が同じなら、最初の病院で治療を受けることで、治療の遅れや余分な再検査を回避できます。

Chapter 03

治療の実際

手術（外科治療）について

乳房とリンパ節、それぞれをどう切除するかで手術の方法が決まります。

手術の方法は、乳房とリンパ節の切除法で決まる

乳がんの手術では、乳房とリンパ節を切除します。乳房については全切除か部分切除か、リンパ節については、最初から郭清《かくせい》（周囲の脂肪を含めてすべてのリンパ節を切除する方法）するか、センチネルリンパ節生検をして決めるか、全くとらないか、のいずれかになります。乳房全切除ならリンパ節もとる、などとセットになっているわけではなく、乳房、リンパ節、それぞれの術式を決め、乳房全切除の場合には乳房再建の希望の有無を考えます。

〈乳房の手術〉

ⓐ乳房全切除術

乳首、つまり乳頭乳輪を含めて乳房全体を切除するのが乳房全切除術です。しこりが大きい場合や皮膚にがんが及んでいる場合などは、全切除の適応になります。しこりが小さいⅠ期のがんや、がんが乳管内にとどまる非浸潤がん（0期）でも、乳管に沿った周囲へのがんの広がりが広ければ全切除が必要となります。

通常の乳房全切除術では、しこりがある部分の皮膚や乳首も一緒に切除します。目に見えないがんが皮膚

乳房全切除術

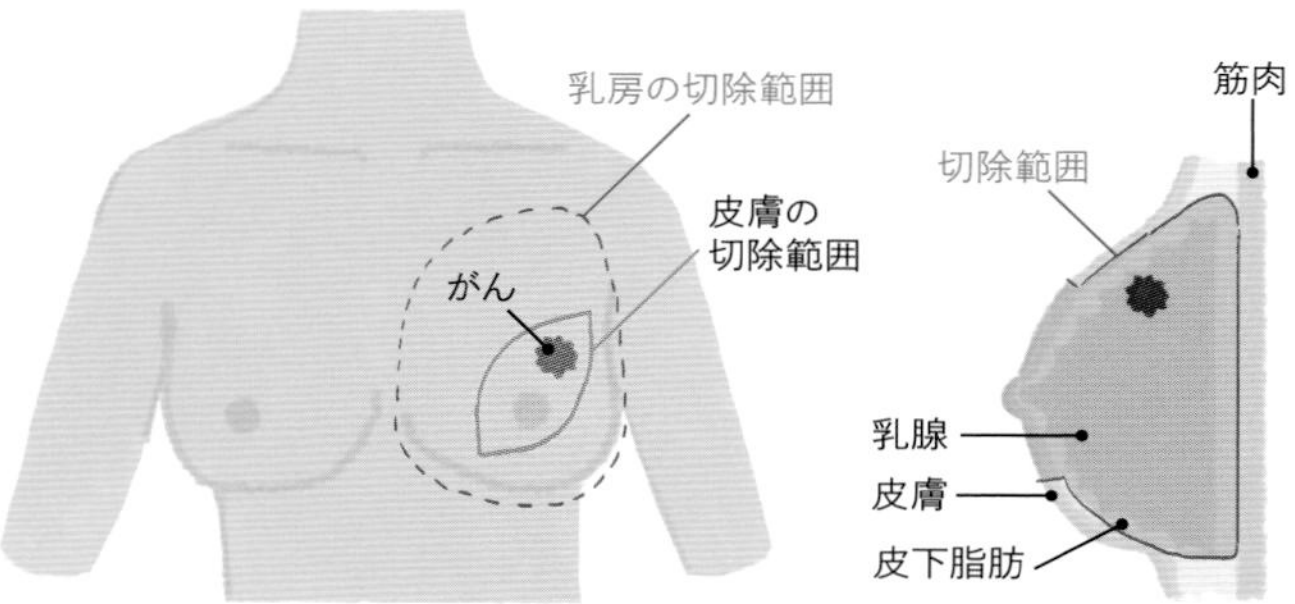

近くに及んでいることもありますし、乳首はそれ自体にがんの母地《ぼち》となる乳腺組織が含まれているので、完全な切除のためにはこれらも含める必要があるのです。

ただし、乳房再建を希望する場合には、皮膚を残す乳房切除術（皮膚温存乳房切除術）や乳首を残す乳房切除術（乳頭温存乳房切除術）という方法も行われます。皮膚や乳頭近くにがんが広がっていないことが条件となりますし、皮膚にがんが残る可能性や、乳首の乳腺部分に再発する可能性があるなど、デメリットもありますから、担当医とよく相談して決めるのがよいでしょう。

ⓑ乳房部分切除術（乳房温存術）

乳房の一部だけを切除して、乳房のふくらみを残す方法が、乳房温存術です。通常は術後の放射線照射とセットになり、乳房温存療法と呼ばれます。

乳房温存術では、想定されるがんの範囲から通常1～2㎝の余裕を持って切除します。がんの範囲については術前の画像検査で十分調べますが、顕微鏡レベルのがんを術前に正確に予想することは不可能なので、乳房温存術では乳房内に微小ながんが残る可能性があります。術後の放射線で残ったがんが再発することを極力抑えますが、がんの残りが多い時には、再手術（追加の部分切除、または乳房全切除）が必要となります。

正確ながんの残りは最終的な病理検査で判明するので、通常退院してから外来で結果が出ます。ただし、手術中に即席の顕微鏡検査（迅速病理検査）をして、そこで乳房温存が無理なことがわかった場合に、手術の途中で乳房全切除術に変更するという方針をとる施設もあります。術中の検査や変更の有無については、術前に担当医と相談しておきましょう。

乳房部分切除術

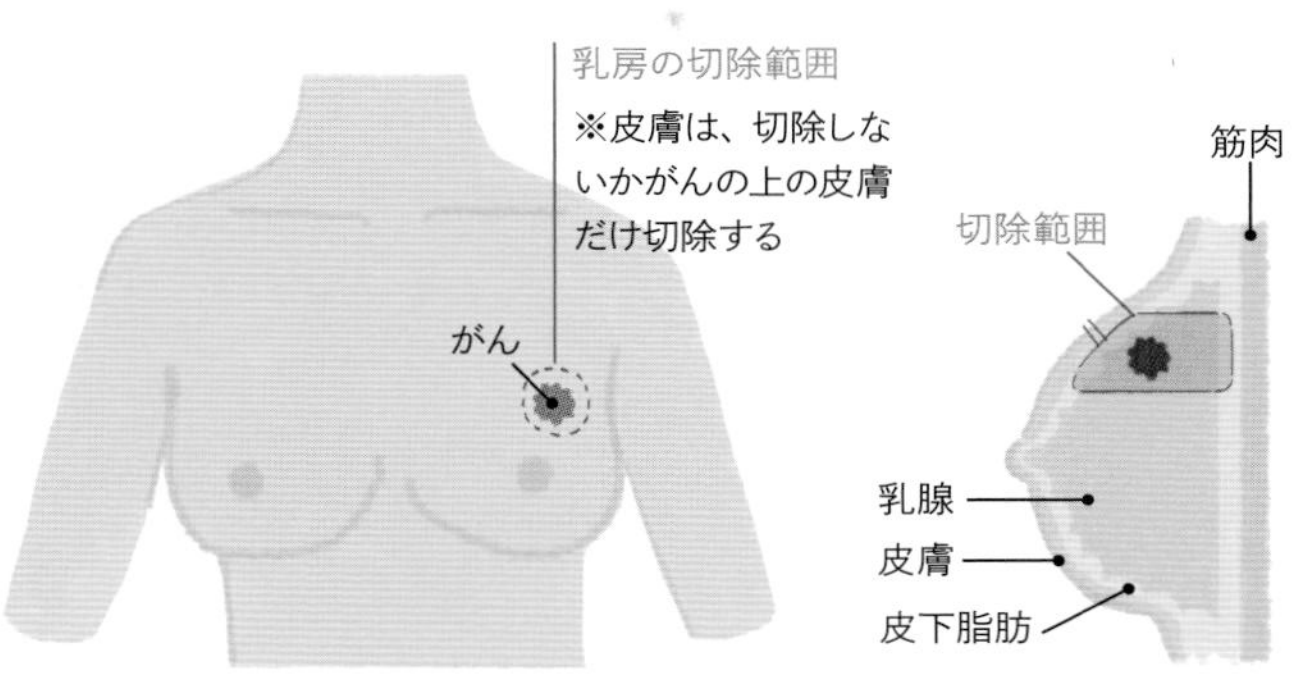

センチネルリンパ節生検とリンパ節郭清

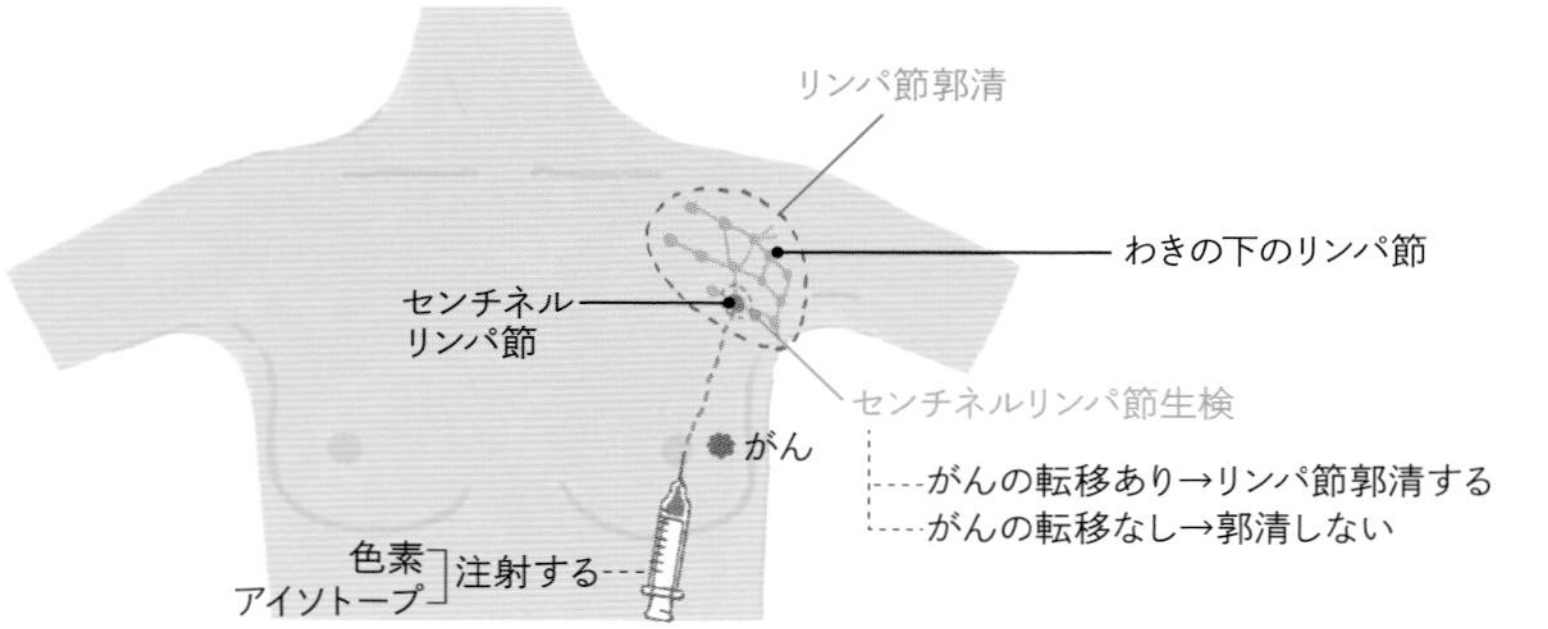

〈リンパ節の手術〉

ⓐリンパ節郭清《かくせい》

リンパ節は、リンパ液が流れるリンパ管の途中で、がん細胞や細菌など異物が含まれていないかを見張り、排除する役割をしています。

がん細胞は、リンパ管の中を流れてしばしばリンパ節に転移します。明らかに腫れているリンパ節は術前の検査で転移ありとわかりますが、小さな転移は切除して顕微鏡で見ないとわかりません。ですから、がんの手術では通常リンパ節も切除します。転移があるかどうか調べる検査と、転移があった場合にそれを取り除く治療の、両方の目的があります。

乳がんが最初に転移するのは腋窩（わきの下）のリンパ節です。腋窩の脂肪の中には10数個～20数個程度のリンパ節が埋まっていますが、多くが数ミリの小さなもので脂肪と似た色をしているので、手術中にすべてのリンパ節を脂肪の中から取り出すことは困難です。そこで、すべてのリンパ節を確実に取り出す方法として、わきの下の脂肪ごと切除することを、「リンパ節の郭清」といいます。

術前検査でリンパ節転移があるとわかっている場合には、腋窩リンパ節郭清を行います。

ⓑセンチネルリンパ節生検

以前は、乳がんの手術では全例にリンパ節郭清をしていましたが、実際には乳がんの6割以上はリンパ節転移がありません。一方、腋窩リンパ節を郭清すると、後遺症として腕のむくみが出ることがあります。そこで、1~数個のリンパ節だけを調べて転移がなければ郭清を省略する方法が、センチネルリンパ節生検です。センチネルというのは「見張り役」という意味で、色素やアイソトープ（放射能を出す物質）を乳房に注射して、それが流れついたリンパ節をセンチネル、つまり最初に転移が起こる見張り役のリンパ節と考えます。センチネルリンパ節は色素の色や放射能検出器で容易に見つけることができ、1~数個なので手術中の迅速病理検査が可能です。

術中にセンチネルリンパ節の転移が見つかった場合のみ、郭清を追加します。ただし、転移があっても2㎜以下の微小な転移では通常郭清を省略します。また、1~2個の少数の転移でも、条件によっては郭清を省略する場合があります。

Ⓒリンパ節を全く切除しない場合

がんが乳管の中にとどまる非浸潤がんでは、リンパ節転移は起こりません。術前診断が非浸潤がんで病変のサイズも小さい場合などは、「術後に浸潤が見つかってリンパ節転移もある」という可能性はきわめて低いので、センチネルリンパ節生検も省略できます。

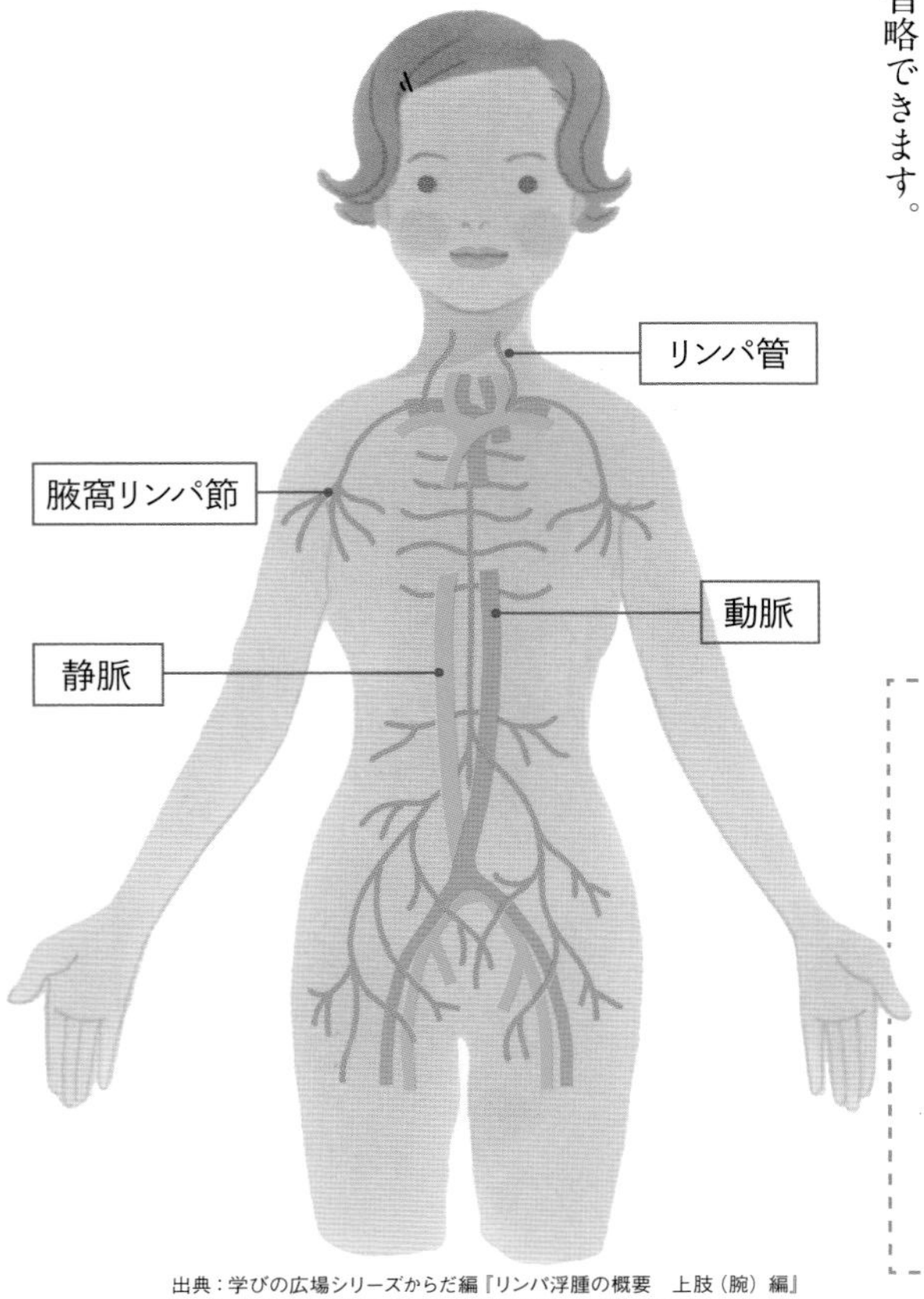

出典：学びの広場シリーズからだ編『リンパ浮腫の概要　上肢（腕）編』～リンパ浮腫を理解するために～　静岡県立静岡がんセンター

【　リンパとは？　】

人間の体の中には、動脈や静脈といった血液循環の他に、血液成分が毛細血管から周囲の細胞の隙間に漏れ出した水分やたんぱく質などの老廃物を心臓に向かって運ぶリンパ液の流れがあります。このリンパ液が流れる管をリンパ管といい、血管と同様、ほぼ全身にくまなく分布しています。

手術しないと治りませんか？

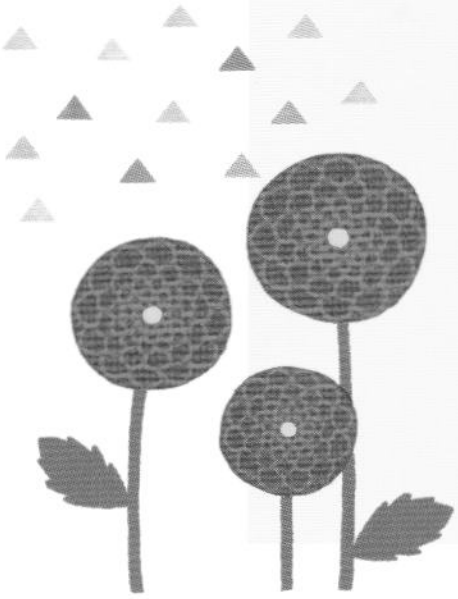

今のところ「手術は必要」です

乳がんです、手術しましょうというと、「手術しないと治りませんか？」と聞かれることがあります。その答えは、今のところ「Ｎｏ」です。乳房のがんが切除できないくらい広がっているケース（Ⅲ期の一部）や他の臓器に転移のあるⅣ期、つまり「手術できない、手術しても治らない」場合を除いて、手術は必ず行います。それは乳房やリンパ節にあるがんを最も安全かつ確実に取り除ける方法が手術だからで、手術しないと治らないというよりも「手術すれば治る可能性が十分ある」ということなのです。

手術しない治療の候補として現在考えられるのは次の４つで、将来的には、一部のがんに対しては、手術しないという選択肢も出てくるのではないかと予想されます。

〈1〉薬だけで治る？

術前に抗がん剤投与や抗ハーツー療法を行ってから手術をしてみると、すでにがん細胞が消えていることがあります。薬でがんが消えたことが術前にわかれば、余分な手術を回避できるはずです。どんながんがどの程度消えるか見極めることや、消えたことを手術せずに確かめられるかが課題ですが、実際に臨床試験も始まっており、一部のタイプの乳がんは、薬だけで治す選択肢が近い将来出てくると予想されます。

〈2〉非切除治療？

メスで切らずに焼いたり凍結したりしてがん細胞を死滅させる治療で、ラジオ波焼灼療法が代表的です。がんに針を刺し、針先からラジオ波（電磁波の一種）を出してがん細胞を熱で焼く方法です。しこりが小さくて周囲に広がりのない、乳房温存術ができるようなケースが対象となります。通常全身麻酔で行い、術後は乳房温存療法と同じように放射線治療を行います。傷や変形が少ないというメリットはありますが、手術と異なって、がん細胞が完全に死んでいるかどうかを見極めるのが難しく、現在は臨床試験で長期の安全性などについて確かめている段階です。

〈3〉放射線を使う方法？

乳がんを手術せずに、陽子線、重粒子線などの放射線で治療する方法は、一部の施設で臨床試験が行われています。しかし、まだ安全性や確実性が保証されておらず、保険適用もありません。

〈4〉一部の非浸潤がんは手術が不要？

非浸潤がんの中でも、一部の性格がおとなしく発育がゆっくりしたがんは、長年放置しても浸潤がんに進行せず命を脅かすこともないと考えられています。そのような、昔なら気づかれないまま天寿を全うしていたがんも、乳がん検診の普及で見つかるようになりましたが、それらは手術不要かもしれません。ただし、どんながんが何年くらい進行しないのかは今のところわかっていません。小さくおとなしそうな非浸潤がんを選んで手術せずに経過を見るという臨床試験が、現在日本を含めていくつかの国で始まっていて、その結果が待たれるところです。

一般に、手術すると術後の生活に支障が出やすい臓器や、手術が大掛かりで体の負担が大きいがんでは、手術しない治療のメリットが大きくなります。ところが乳がんでは手術や術後の負担は比較的軽く、非手術の候補になるがんはいずれも乳房温存療法の対象なので、手術しても乳房は失わなくてすみます。つまり非手術治療のメリットは相対的に少なくなりますので、「小さな手術で治ったはずのがんが、手術しなかったために再発した」ということのないよう、より慎重に選択する必要があるのです。

手術というと大ごとに考えがちですが、時間も入院期間も短い乳がんの手術は、場合によっては抗がん剤治療や長期のホルモン剤内服よりも楽かもしれません。手術だけを必要以上に怖がったり、「手術しない」ことを重視しすぎないようにしてください。

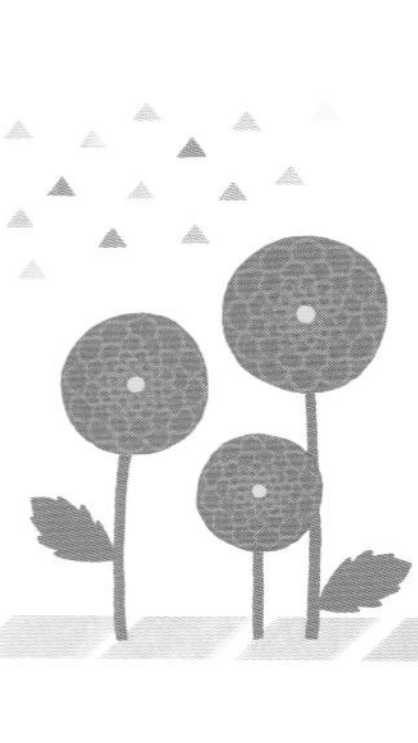

手術

乳房温存か全切除か？

乳房温存には、しこりの大きさ、数、広がりに適応条件があります。放射線治療が可能かどうかもポイントです。

乳房温存か全切除かの目安は？

一般的な乳房温存の条件を下記に示します。温存か全切除かを決める際には、がんの状態だけでなく、放射線治療が可能かどうかや、患者さん本人が温存を希望しているかといったことも重要なポイントです。

　乳房温存のメリットは乳房の形やふくらみが残ることですから、乳房の大きさとがんのサイズとのバランスを考えて「必要な範囲を切除しても乳房のふくらみや形が保たれること」が乳房温存の条件になります。乳房が大きい場合にはある程度大き

乳房温存の適応

1	しこりが小さい
2	しこりが1個、または近くに少数のみ
3	しこりの周囲への広がり （乳管に沿ったがんの広がり）が少ない
4	放射線治療ができる ※
5	患者さん本人が希望する

※妊娠中の方や一部の膠原病の方などは放射線治療ができません

乳房温存の条件

1 しこりが小さい

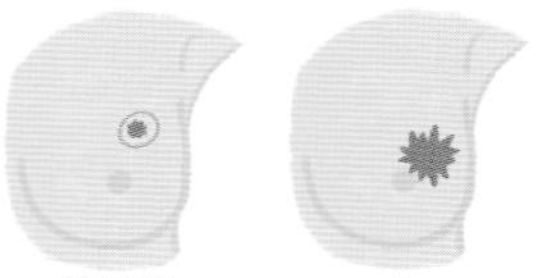

温存OK　×

乳房温存の条件

2 しこりが1つ（または近くに少数のみ）

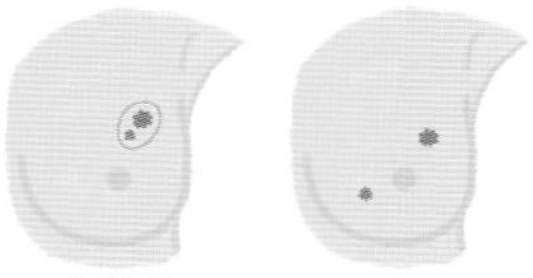

温存OK　×

乳房温存の条件

3 乳管に沿ったがんの広がりが少ない

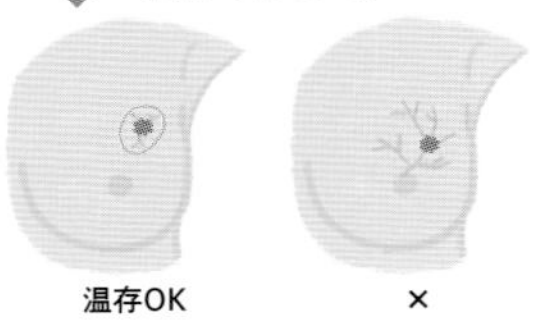

温存OK　×

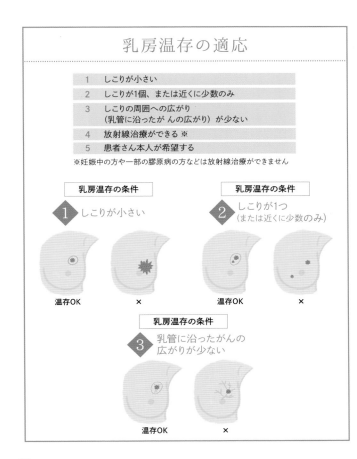

く切除しても形は残りますが、小さい乳房では切除できる量も小さくなります。

また、乳房温存といってもある程度の変形や左右差は出てしまいます。大きめに切除するほど再発は減りますが、形も変形するのです。わきの下に近い位置なら大きめの切除でも変形は少ないですが、乳房の内側のがんでは少しの切除でも変形しやすいなど、がんのできる場所によっても異なります。良い形で乳房が残りそうなケースでは迷わず乳房温存をおすすめできますが、大きめの切除が必要な場合には、変形が強くても少しでも自分の乳房を残したいと思うか、変形した乳房が残るよりも術後の放射線などの手間がない方がいいのか、乳房に対するその人の思いで選択は変わってきます。

術前薬物療法後の乳房温存

もとのしこりが大きくても、術前薬物療法で小さくなれば乳房温存が可能になる場合もあります。ただし、抗がん剤が効いてもがんが全体にまばらに残ってしまったり、しこりが小さくても乳管内の広がりが広い場合やしこりが複数ある場合には、抗がん剤の効果があっても切除範囲はあまり小さくならないので、乳房温存には向いていません。

また、術前薬物療法後の温存療法では、最初から温存できたケースに比べて、生存率は変わりませんが乳房内の再発率が少し高くなるというデータもあります。

温存と全切除、どちらが多いの？

２００６年頃までは乳房温存の割合が徐々に増えて、一時は日本の乳がん手術の約6割が乳房温存でした。しかしその後は頭打ちとなり、近年はむしろ乳房全切除が増え、最近の日本乳癌学会の全国集計では乳房温存は半分〜半分弱となっています。

全切除が増えた理由のひとつは、乳房再建が普及したことです。乳房温存が可能でも、大きめの切除となり変形することが予想されるケースでは、全切除して乳房再建をした方が良い形の乳房になる場合もあります。再建という選択肢が増えた中で、自分の希望に沿って手術を選べる時代になったわけです。

術前の抗がん剤と乳房温存

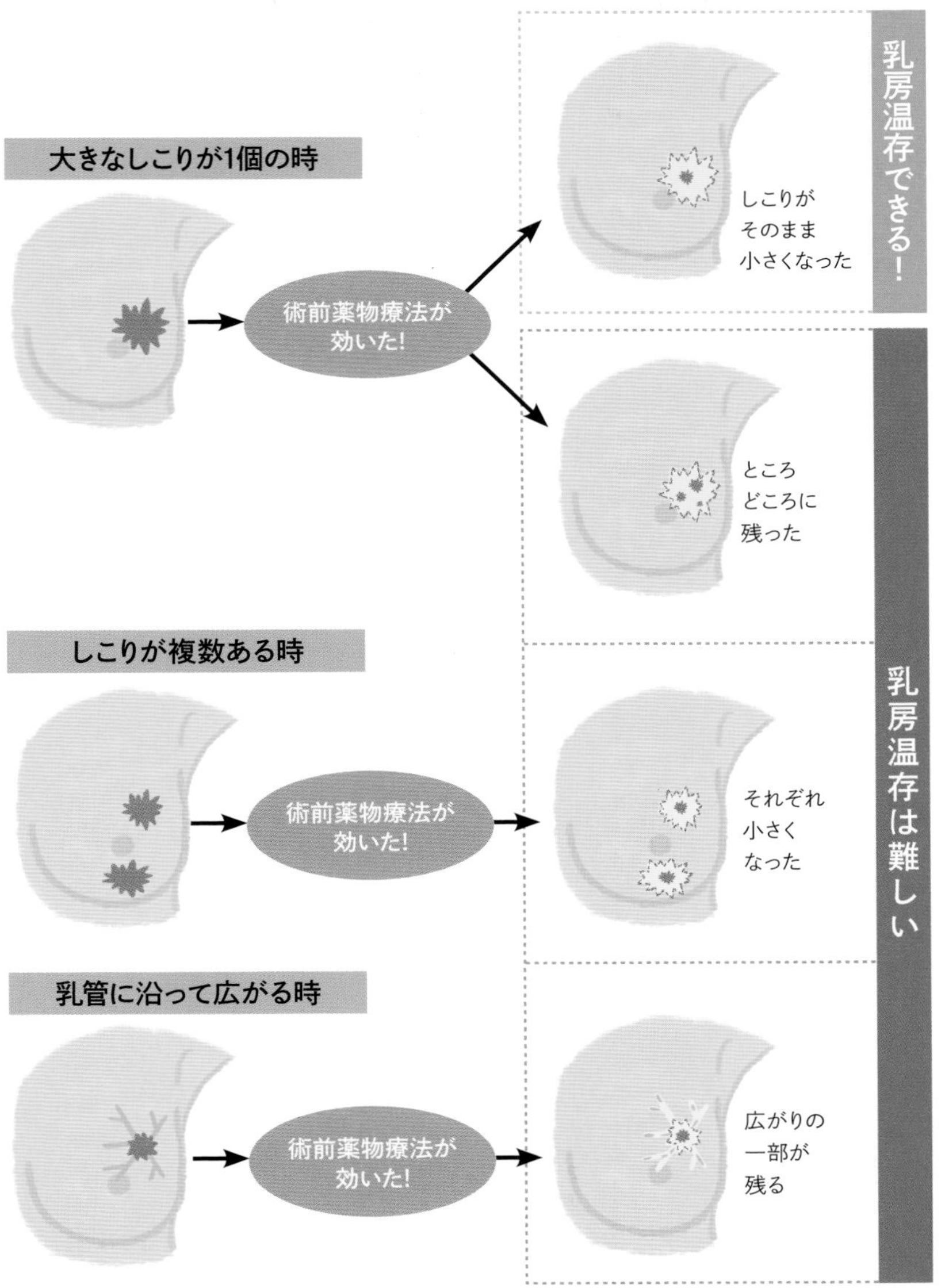

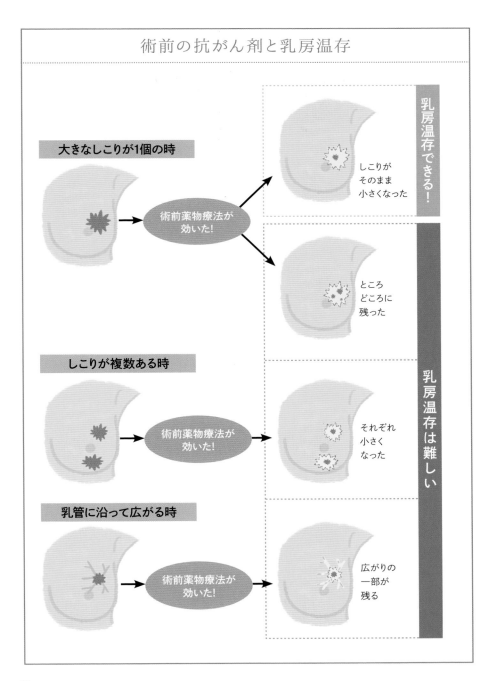

乳房温存は安全なの？

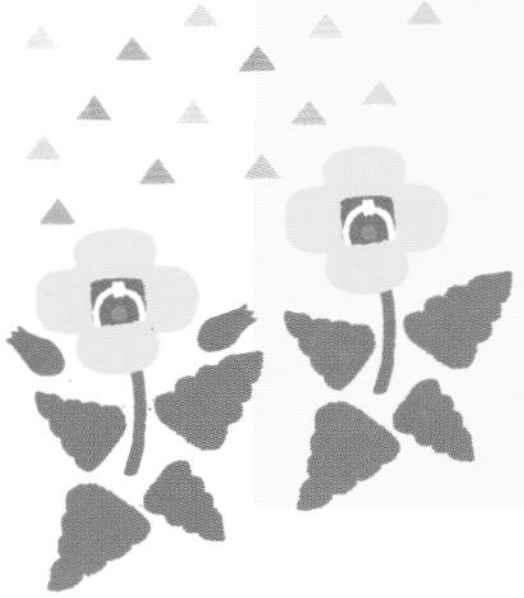

担当医の「乳房温存で大丈夫」の解釈が自分の思いと異なっていないか確認を

「私のがんは乳房温存で大丈夫ですか？」とよく聞かれます。「大丈夫」の意味はなんでしょうか。それは、温存しても全切除しても、生存率に差がない、という意味です。

乳房温存療法では、乳房内に顕微鏡レベルのわずかながんが残る可能性があり、術後に追加する放射線治療で残ったがん細胞をかなり死滅させることはできるものの完全ではないので、温存した乳房に再発することがあります。また、残った乳房に新しくがんが発生する場合もあります。

温存した乳房に再度がんができるリスクは、年に1％以内、10年で10％以内といわれていますが、多くは再度手術（一般には乳房全切除になります）することが可能です。乳房内

Column

の再発だけなら生命には影響ありません。

乳房内に再発した人の約3分の1に遠隔再発（乳房以外の他の臓器への再発）が起こるといわれ、そうなると生命にかかわってきますが、その方たちが最初から乳房温存ではなく全切除を行っていたとしても、同様に遠隔再発が起こったと考えられます。生命にかかわる他の臓器への再発は、手術方法とは関係なく、がんの進行度や性質により起こるからです。

つまり、医師が乳房温存で大丈夫というのは「温存した乳房に再発する可能性が少しはあるが、生存率が下がるわけではない」ということで、全く再発がないという保証ではありません。「大丈夫」の解釈が自分の思いと異なっていないか確認する必要があります。

生存率が同じなら患者さんの希望を重視

一般に医師は、生存率が下がる治療は勧めません。逆に生存率が同じなら、患者さんの希望や生活の質を重視します。

患者さんの中には、生存率が同じでも、乳房内に再発する危険が少しでもあるのは嫌だ、それほど乳房の形を残したいと思っていない、という方もいるかもしれません。その場合には、正直に気持ちを伝えて、乳房全切除を選択してもかまわないのです。

乳房再建を検討しているあなたへ

乳房再建手術には、自家組織を使う方法と人工乳房（インプラント）を挿入する方法があります。

乳房再建の方法は

自家組織再建か人工乳房か

乳がんの手術で失われた乳房の形を取り戻すための手術が、乳房再建です。現在では保険もきくようになり、乳がん治療の選択肢のひとつとなっています。再建手術は主に形成外科が担当します。

乳房再建には、自分の体の組織（脂肪や皮膚・筋肉など）を使う自家組織再建と、人工乳房（インプラント）を挿入する方法があり、それぞれに利点と欠点があります。

ⓐ自家組織による再建

お腹や背中の組織を移植するのが一般的です。インプラントに比べると手術時間や入院期間が長くなり、組織をとった部分にも傷ができますが、自分の体の一部なので、違和感が少なく、自然な柔らかさが得られます。

ⓑインプラントによる再建

シリコン製の人工乳房を挿入する方法で、もとの乳房のような自然な形や柔らかさは得にくく、感染や破損の可能性があります。一方で手術時間や入院期間が短く、日常生活へ

自家組織とインプラントの利点と欠点

	自家組織	インプラント
利点	・自然な乳房の形が作りやすい ・硬さや手触りが自然で違和感が少ない	・手術時間や入院期間が短い（比較的小さな手術で済む） ・乳房以外の腹部や背部に傷ができない
欠点	・手術時間や入院期間が長い（大きな手術になる） ・乳房以外の場所（皮膚や脂肪を採取する腹部や背中）にも傷ができる	・形やサイズがある程度決まっていて、自然な形（特に下垂した乳房）が作りにくい ・インプラントには寿命があるので、10～20年後に入れ替えが必要

の復帰が早いなどの利点があります。年齢を重ねるうちに、乳房の左右差が出てくることもありますので、そのようなことを踏まえて形成外科医とよく話し合いをすることが必要です。

乳房再建の手順

ⓐ2回の手術で再建する方法（二期再建）

通常の乳房全切除術では乳房の皮膚も切除するので、乳房のふくらみを作るためにはまず皮膚を伸ばす必要があります。そのために入れるのが、ティッシュエキスパンダー（組織拡張器）です。水を注入して膨らませる風船のような器具で、1回目の手術でティッシュエキスパンダーを平らに縮ませた状態で埋め込みます。後に外来で、注入孔から生理食塩水を少量ずつ数か月かけて注入して風船をふくらませることで、皮膚を伸展させます。2回目の手術でティッシュエキスパンダーを取り出して、そのスペースにインプラントや自分の組織を入れることで乳房の形が再建されます。

ⓑ1回の手術で再建する方法（一期再建）

自家組織再建の場合、自分のお腹や背中の組織と一緒に皮膚も移植すれば、ティッシュエキスパンダーで皮膚を伸ばす必要はなく、一度の手術で再建ができます。ただし、できあがった乳房の皮膚の一部が移植した皮膚になるのでパッチワークをしたように見えます。

皮膚を切除しない乳房切除術（皮膚温存乳房切除術）が可能な場合には、皮膚を伸ばす必要がないため、そのままインプラントや自家組織の脂肪を挿入することが可能です。

ⓒ乳頭乳輪の再建

乳頭乳輪の再建は、通常乳房再建手術から6か月くらいたってから、日帰りや1泊の小さな手術で可能です。再建乳房の皮膚を盛りあげて乳頭の形を作る方法、反対側の乳頭の一部を移植する方法、足の付け根などの皮膚を移植する方法などがあり、刺青（タトゥー）で乳輪の色を作ることもできます。

乳房のふくらみだけ再建して乳頭は作らないという選択肢もありますし、必要な時だけ装着できる人工乳頭乳輪もあります。

乳頭温存乳房切除術を行った場合には、自分の乳頭乳輪が残るので乳頭乳輪の再建は不要です。

乳房再建のタイミングはいつ?

乳がんの手術と同時に再建をする一次再建と、術後何年経っても行うことができる二次再建があります。

乳がんの手術と同時に再建の1回目を行うことを一次再建、乳がんの手術を終えてから、後日乳房再建を開始することを二次再建といいます。

一次再建では手術の回数が少なくてすみますが、乳がん治療開始前に再建のことまでゆっくり考える余裕がなかったり、乳がん術後の乳房のない状態を経験した後に、やはり再建したいと思うこともあるでしょう。そのような場合には、術後何年たっても二次再建が可能です。どちらを選ぶにしても、後悔しないために担当医と形成外科医との話し合いが必要です。

一次再建

乳がんの手術と同時にティッシュエキスパンダー（61ページ参照）を挿入して、外来でティッシュエキスパンダーを膨らませて皮膚を伸ばした後に、2回目の手術をしてインプラントや自家組織で再建する、というのが代表的な方法です（一次二期再建）。

乳がん手術と同時に皮膚を含めた自家組織で再建する方法もあります。皮膚温存乳房切除術では、同時にインプラントを挿入したり自家組織の脂肪を移植したりして再建することが可能です。これらは一次一期再建と呼ばれ、乳房切除と同時に乳房のふくらみが再建されることになります。ただし、自家組織を使う一次一期再建はかなり長時間の手術を要します。

二次再建

まずティッシュエキスパンダー挿入手術を行い、通院で皮膚を伸展させてから、2回目の手術でインプラントまたは自家組織の脂肪により再建する方法（二次二期再建）と、1回の手術で皮膚を含めた自家組織を移植して再建する方法（二次一期再建）があります。

手術

再建手術はした方がいいの？

乳房の形態を取り戻したい時に行います。自分のケースではどんな方法が可能かをよく聞いて決めましょう。

乳房の形態を取り戻したい時に行う

乳房を切除しても体の健康には特に影響はありません。乳房再建は、あくまで「乳房の形態を取り戻したい」という希望がある時に行う手術です。

外見という意味では、補正下着をつければ、服の上からは乳房がないことは全くわからなくなります。温泉などで服を脱いだ時や、胸の開きが大きいドレスなどを着る時には気になるかもしれませんから、自分の趣味や生活様式なども考えて選択しましょう。

また、乳房の有無は、人によっては単に外見だけの問題ではなく、女性としての意識や術後の人生を送るうえでの気持ち全体に影響することもあります。乳房を再建することで、術後の人生が生き生きとしたものになるなら、再建する意義があるといえるでしょう。

乳房再建手術には、合併症や後遺症がないわけではありません。再手術や修正術が必要になったり、エキスパンダーやインプラントの感染や破損で抜去術が必要となることもあります。インプラントには寿命があり将来入れ替えが必要になる可能性がありますし、ごく稀ではありますがインプラントに関連したリンパ腫の発生も報告されています。再建の良い点も悪い点も、術前に十分聞くことが重要です。

再建といっても、もとの乳房と全く同じ形になるとは限りません。年齢を重ねるにつれ、左右差が出ることもありますし、乳房の形やライフスタイルに適した方法が人によって違ったり、がんの状態や治療内容によっては再建の選択肢が限られる場合もあります。自分のケースではどんな再建方法が可能で、どの程度の形が期待できるのかをよく聞いてから決めることをおすすめします。

術後の再発を防ぐ放射線治療

放射線治療は、がん細胞を狙い撃ちできる効率の良い治療法です。通常は通院で行うことができます。

目に見えないレベルのがん細胞を狙い撃ちにする

放射線は体の中を通過して細胞にダメージを与えます。がん細胞にも正常の細胞にもダメージを与えますが、がん細胞の方が正常細胞に比べてダメージを受けやすいことを利用したのが放射線治療です。多量の放射線を一度にあてると正常細胞まで死んでしまうので、放射線治療では少量ずつに分けて連日あてます。少量の放射線で受けたダメージは正常細胞では翌日までにある程度回復しますが、がん細胞では回復力が低く連日のダメージが蓄積されていくので、がん細胞だけを効率的に殺すことができるのです。

放射線治療は骨や脳などへの転移に対しても行われますが、ここでは、乳がん手術後の放射線治療について解説します。

乳房部分切除術後の放射線治療

乳房温存療法では、部分切除後の乳房に目に見えない顕微鏡レベルのがん細胞が残る可能性があり、そこからの再発を防ぐために放射線をあてます。海外の多くの臨床試験の結果、温存した乳房に放射線治療を加えることで、乳房内の再発が減ることがわかっています。

温存した乳房全体に、1回2グレイ（グレイは放射線量の単位）ずつ、週5回（月曜から金曜の連日）×5週間の25回、合計50グレイというのが最も一般的な照射法です。がんがあった部分に2グレイ×5回の追加照射（ブースト照射）を加えて合計60グレイとする場合もあります。

最近では、1回の線量を少し増やして16回程度で終わらせる方法（寡分割照射）もあります。

また、リンパ節転移が多い場合に

は鎖骨上のリンパ節を含めて照射する場合もあります。放射線治療で乳房内再発が減らせることは明らかですが、高齢で、ホルモン療法がよく効くタイプの小さながんが手術で十分とりきれたなど、将来再発する可能性が非常に低い場合には、オプションとして放射線治療の省略を患者さんと相談することもあります。

乳房全切除術後の放射線治療

乳房全切除後の照射は必須ではありませんが、リンパ節転移陽性、特に4個以上あった場合など、手術結果から胸壁やリンパ節への再発が心配されるケースでは、胸壁と鎖骨上のリンパ節に放射線照射をすることで、再発率を下げ、治癒率を上げることが期待できるので、放射線治療が推奨されています。

放射線治療は通院で行う

放射線は休日を除く連日の治療となりますが、実際に照射する時間は数分ですから、普通は通院で行います。治療中も皮膚炎以外の症状はほとんどないので、通常の生活や仕事が可能です。ただし、放射線治療ができる病院は限られており、遠方で通院が難しい場合には、その間の入院が可能か担当医と相談してみましょう。

術後、照射開始まであまり期間を空けない方がよいとされていますが、術後に抗がん剤治療を行う場合は、同時に放射線治療をすることは副作用の点で勧められません。その場合、多くは全身治療、つまり抗がん剤を優先させて、4～6か月程度の抗がん剤治療が終了してから放射線照射を行います。放射線治療とホルモン療法は同時に可能です。実際の治療の順序はがんの状況によっても異なる場合があり、担当医と相談しましょう。

特殊な放射線治療法

乳房部分切除後の摘出部分付近だけに絞って短期間で照射する方法もありますが、日本ではまだ一般化されていません。陽子線、重粒子線といった特殊な放射線による治療は、がんの種類によっては保険診療で行われていますが、乳がんに関しては一部の施設で臨床試験が行われているのみで、有効性は証明されていません。

乳がんの場合、通常の手術と放射線治療で十分な効果を得られることがわかっているので、確立された標準的な治療をしっかり受けることが最良の方法だと思ってよいでしょう。

標準治療と最新治療

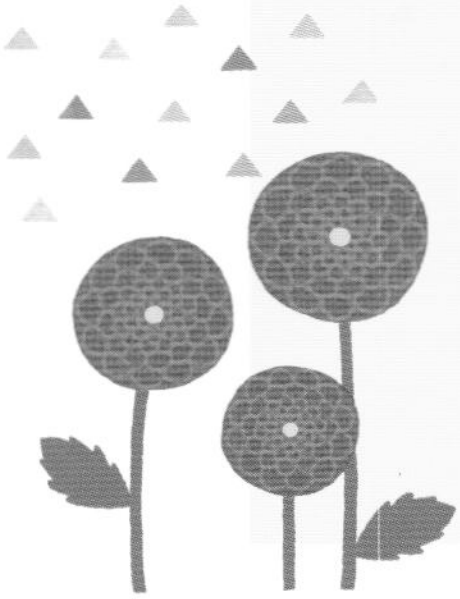

乳がんに限らず最近のがんの治療では、「標準治療」という言葉がよく使われます。標準といわれると、上や特上よりも安い「並」、上級クラスに比べてレベルの低い標準クラス、といったイメージを抱くかもしれませんが、医療における標準は、決してそういう意味ではありません。

標準治療というのは、多くのデータや経験によって効果や安全性が確かめられた、現在最もおすすめできる治療法のことです。乳がんでは病状に応じた標準治療が確立していて、その内容はガイドラインできちんと示されていますから、乳腺の専門医がいる施設なら全国どこでも標準治療を受けることが可能です。標準治療は保険診療の範囲で可能で、高いお金を払えばそれを超える良い治療が受けられるというわけではありません。

新聞記事やテレビのニュースで新しい治療や特殊な治療について報道されることがあります。すると、「私もあの○○療法が受けられませんか？」という質問をよく受けますが、

Column

ほとんどの場合、目の前の治療にはあまり役立ちません。記事になる多くは、将来有望な治療、標準治療では治らない人にも効くかもしれない治療などで、効果や安全性はこれから確かめるところだったり、特殊な病状の方のための治療だったりするからです。

最新治療や特別な治療などの言葉に惑わされることなく、まずは標準治療をしっかり受けましょう。標準治療は日本で年間9万人以上発生する乳がん患者さんのほとんどが受けて、多くが順調に治っていく、いわば「あたりまえ」の治療です。「あたりまえ」が新聞やテレビで紹介されることはありません。でも、あたりまえのことをあたりまえに行うことは、実はとても重要なことなのです。

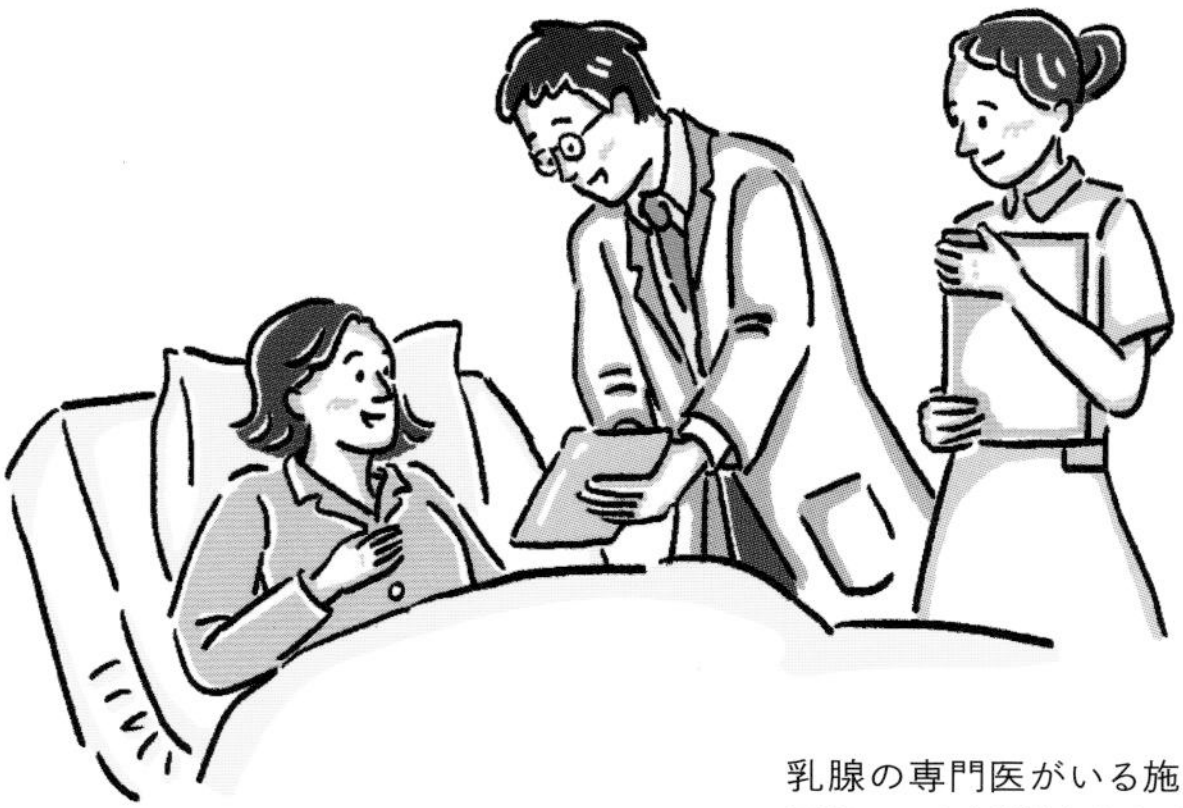

乳腺の専門医がいる施設なら、全国どこでも標準治療を受けることが可能なはずです。

薬物療法には3つの種類

体内の見えないがん細胞を治療する薬物療法には、ホルモン療法、抗がん剤治療、分子標的治療があります。

薬物療法の種類と使い方

乳がんの薬物療法には、ホルモン（内分泌）療法、化学療法（抗がん剤治療）、分子標的治療があります。どれを行うかは主にがんのサブタイプによって決まります（69ページの図参照）。よく「進んだがんだから抗がん剤を使うの？」と聞かれますが、タイプによってはⅠ期でも抗がん剤を使います。ホルモン療法が効くタイプのがんの治療に、抗がん剤も加えるかどうかを決める際には、がんの進行度や悪性度が考慮されます。

薬物療法の意義

ⓐ術前または術後に行う薬物療法

術前や術後の薬物療法（初期治療の薬物療法といいます）は、手術や放射線と合わせて治療をより完全にする目的で行います。乳房やリンパ節のがんは手術で取り除いたり放射線で抑えたりすることができますが、リンパや血液の流れに乗ったがん細胞は、体のどこかに潜んでいる可能性があります。そのような手術ではとれないがん細胞を、まだ少量のうちに薬で完全に退治することで、再発を防いで生存率を上げるために行うのです。

乳がんでは、浸潤がんになると早いうちから、全身のどこかに流れて潜んでいるがん、つまり検査してもわからないレベルの微小な転移があることが多いとされています。そのため、非浸潤がんなどごく早期のケースを除いては、ほとんどの場合、手術とともに薬物療法も行います。

初期治療の薬物療法では、臨床試験の結果に基づいて薬の種類や使い方における標準的な方法が確立しており、それに沿って決まった期間投与したら終了となります。

ⓑ再発に対する薬物療法

再発の治療はホルモン療法、化学療法、分子標的治療の薬物療法が主体となります。再発した時点では、がん細胞が増えて検査で見つけられる程度の塊を作っていますから、初期治療と違ってがんを完全になくすことは難しくなります。生活の質を保ちながら病気の進行を遅らせ、できるだけ長生きすることが治療の目的となり、薬の効果や体調を見ながら、可能な限り続けていきます。

このように、術前術後の薬物療法と、再発後の薬物療法とでは意味が異なります。術後に抗がん剤治療を勧めると「もし再発したらその時にやるから今はいいです」という方がいますが、それは違います。がんの根治を目指す治療は術前術後にしかできないのです。

サブタイプと薬物療法の選択

		ホルモン受容体	HER2	Ki-67	（薬物療法）ホルモン療法	抗がん剤	抗ハーツー療法
サブタイプ	ルミナールA	＋	－	低い	○	△※	×
	ルミナールB	＋	－	高い	○	○※	×
		＋	＋		○	○	○
	ハーツー	－	＋		×	○	○
	トリプルネガティブ	－	－		×	○	×

※ルミナールタイプでは、Aは抗がん剤なし、Bはありのことが多いが、リンパ節転移、がんの大きさ、細胞の悪性度などから再発のリスクも考慮する。オンコタイプＤＸ®検査を参考にすることもできる
オンコタイプＤＸ®検査：切除したがん組織の遺伝子パターンから再発リスクや抗がん剤治療の効果を予測する検査。2020年現在、日本ではまだ保険適用がなく自費となる

1 ホルモン療法の適応と特徴（117ページの表も参照）

ホルモン受容体陽性のタイプのがんには、ホルモン療法の効果が期待できます。閉経前後で治療が少し違います。

ホルモン療法は「ホルモン受容体陽性乳がん」の治療法で、内分泌療法とも呼ばれます。乳がんの70〜80%はホルモン受容体陽性です。このタイプのがんは、女性ホルモン（エストロゲン）を栄養として増殖するので、様々な方法でエストロゲンをブロックするホルモン療法の効果が期待できます。ホルモン受容体陽性乳がんのほとんどで術後にホルモン療法が行われ、5〜10年間の長期にわたり内服します。

主なホルモン療法薬は抗エストロゲン剤、LH-RHアゴニスト、アロマターゼ阻害剤で、閉経前後で治療が少し違います（下の図参照）。

ホルモン療法の作用

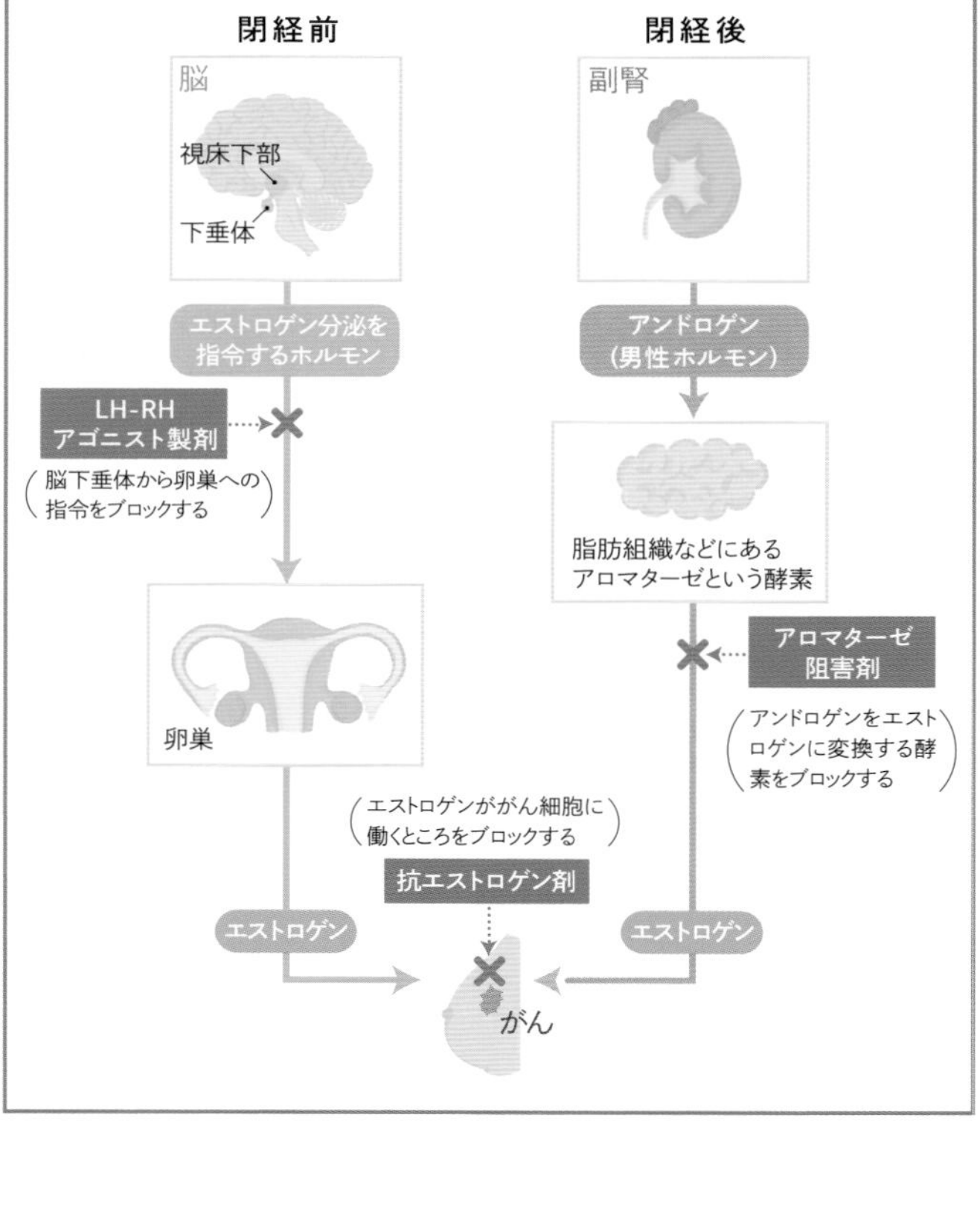

抗エストロゲン剤

ホルモン受容体陽性乳がんでは、がん細胞表面にあるエストロゲン受容体という部分にエストロゲンがはまり込むことでがんが増殖します。エストロゲンがこの受容体にはまり込むのを阻止するのが、抗エストロゲン剤です。

タモキシフェン、トレミフェンは、エストロゲンのかわりにホルモン受容体とくっついて、本物のエストロゲンが受容体と結合するのを防ぎます。術後5～10年内服することで再発を予防し生存率を高める効果があります。閉経前後ともに効果がありますが、閉経後にはより効果の高いアロマターゼ阻害剤が使われることが多くなっています。主な副作用はホットフラッシュ（ほてり、のぼせ）などの更年期様の症状ですが、更年期と同様個人差があります。

フルベストラントは、ホルモン受容体自体を分解する働きがあります。再発乳がんに使われ、4週間ごとに臀部に筋肉注射をします。閉経前ではLH-RHアゴニストと併用します。

LH-RHアゴニスト製剤

閉経前の女性では、脳から出るホルモンの指令により、卵巣でエストロゲンが作られています。この脳からのホルモン指令（黄体ホルモン放出ホルモン・LH-RH）を阻止することにより、卵巣でエストロゲンが作られなくなります。LH-RHアゴニストは1か月または3か月（時に6か月）ごとの皮下注射で、これを投与している間は閉経後と同じ状態になり生理も止まります。

閉経前に有効で、術後に再発をさらに抑えることを目指して、タモキシフェンなどと合わせて2～5年投与する場合があります。

アロマターゼ阻害剤

閉経後の女性では卵巣からのエストロゲンは作られなくなります。しかし副腎でできるアンドロゲン（男性ホルモン）がエストロゲンに変えられることで少量のエストロゲンが分泌されています。アンドロゲンをエストロゲンに変えるために働くのが、アロマターゼという酵素です。

この働きを阻害することで閉経後のエストロゲンを減らすのがアロマターゼ阻害剤で、アナストロゾール、レトロゾール、エキセメスタンの3種類が使われています。

閉経後乳がんの再発予防には、抗エストロゲン剤よりもアロマターゼ阻害剤の方が効果が高いことが臨床試験で証明されたので、通常アロマターゼ阻害剤を5～10年内服します。

閉経前は卵巣から大量のエストロゲンが出ているので、アロマターゼ阻害剤は無効です。副作用で抗エストロゲン剤が使えない、再発で抗エストロゲン剤が効かなくなったなどの理由で閉経前にアロマターゼ阻害剤を使う場合には、エストロゲン分泌を抑えて閉経後の状態にするためにLH－RHアゴニストを併用します。

その他のホルモン療法

昔は黄体ホルモン製剤が使われていましたが、副作用もあり、他の有効な薬が出てからはほとんど使われていません。また、以前はホルモン療法の目的で両側卵巣摘出術が行われることもありましたが、LH－RHアゴニストの登場により手術をしなくても同様の効果が得られるようになったので、今はほとんど行われなくなりました。ただし、閉経前の乳がん治療中の方が、他の理由で婦人科手術が必要になった場合には、同時に両側卵巣を摘出することでホルモン療法と同じ効果が得られるケースもあるので、担当医に一度相談してみましょう。

閉経前、閉経後のホルモン剤の使い分け

閉経後	閉経前
アロマターゼ阻害剤、 または 抗エストロゲン剤	• 抗エストロゲン剤 • LH-RHアゴニストと抗エストロゲン剤 • LH-RHアゴニストとアロマターゼ阻害剤 ※

※抗エストロゲン剤が使えない時や再発治療で

Memo

閉経したかどうかの目安は？

閉経が近づくと月経の間隔が延び数か月空いてからまた来ることもありますが、一般に、1年間全く月経がこない場合に閉経したと判断します。ただし、乳がんの治療選択にあたって重要なのは、月経自体の有無ではなく卵巣からの女性ホルモンの分泌です。子宮を切除した女性では月経は来ないものの、卵巣が片方でも残っていれば閉経前と同様に女性ホルモンが分泌されている可能性があります。子宮切除後や判定に迷う場合には、採血で血中のエストロゲン（女性ホルモン）の量を測定して十分低い時、閉経後と判断します。

薬物療法

② 抗がん剤治療の適応と特徴（117ページの表も参照）

術前・術後の化学療法は、複数の抗がん剤を組み合わせて、点滴、通院で行うのが一般的です。

直接がん細胞を攻撃する

抗がん剤は、がん細胞のDNAを変化させたり細胞分裂を阻止したりするなどの作用で、直接がん細胞を攻撃します。抗がん剤を使う治療を化学療法とも呼びます。

ホルモン受容体やハーツータンパクの有無にかかわらず効果が期待できます。ホルモン受容体、ハーツーがいずれも陰性のトリプルネガティブ乳がんに効く薬物療法は、抗がん剤だけということになるので、「トリプルネガティブ」では通常Ⅰ期のがんでも再発予防のために術前か術後に抗がん剤治療を行います。

「ハーツー陽性乳がん」では、抗ハーツー療法とともに抗がん剤も使います。「ホルモン受容体陽性乳がん」ではホルモン療法だけでも再発予防効果は期待できますが、リンパ節転移が多い、細胞の異型が強い、増殖能を示すKi-67の値が高いなど、再発のリスクが高い場合には、さらに効果を期待して抗がん剤も追加する場合があります。抗がん剤を追加するかどうか迷う場合には、切除したがんから多数の遺伝子を一度に調べて再発リスクを判定する、多遺伝子アッセイ（オンコタイプDX®など）という検査方法もあります。

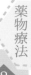

副作用の多くは一過性

抗がん剤は一部の正常な細胞にも作用するので、脱毛や吐き気、白血球減少などに代表されるような副作用も伴います。時に「抗がん剤は副作用が強いから使いたくない」「体に良くないのではないか」などの理由で抗がん剤治療を否定する患者さんに会いますが、副作用の多くは一過性で、最近ではいろいろな対処法も発達しています。薬によって副作用も違いますし、個人差もあり、すべての副作用が出るわけでもありません。副作用を上回る効果が証明された薬ですから、必要な治療はまず受けてみて、そのうえで副作用がきつければ担当医に相談することをおすすめします。

初期治療の化学療法

術前・術後の「再発予防」として行う化学療法は、複数の抗がん剤を組み合わせ、点滴、通院で行うのが一般的です。標準的な投与量や間隔、回数が決められていて、できる限りそのスケジュールに沿って投与します。いくつかの方法がありますが、多くは3週間ごと、時に1~2週間ごとの点滴で、3~6か月で終了します。よく使われる方法を以下に挙げますが、様々なバリエーションがあるので、詳細は担当医に聞くのがよいでしょう。

◆アンスラサイクリン系薬剤を含む治療

アンスラサイクリン系と呼ばれるドキソルビシン（A）、エピルビシン（E）に、シクロフォスファミド（C）、時にフルオロウラシル（F）を組み合わせる方法で、使う薬の頭文字をとって、EC（AC）療法、FEC（CAF）療法などと呼ばれ、3週間ごとに4~6回投与します。古くからある治療で、脱毛、吐き気、白血球減少など一般的な抗がん剤の副作用のイメージはこの治療からきているといえそうですが、今では吐き気や白血球減少は薬である程度抑えることができるようになっています。

◆タキサン系抗がん剤

ドセタキセル、パクリタキセルなどの薬で、アンスラサイクリン系の治療を4回施行した後にタキサン系のどちらかを使う方法が最もよく行われます。ドセタキセルは3週間ごと、パクリタキセルは毎週または3週間ごとの投与です。タキサン系ではアンスラサイクリン系に比べて吐き気は気にならないことが多く、自覚する副作用としては、皮膚症状や関節痛、しびれなどがあります。

◆TC療法

ドセタキセルとシクロフォスファミドを組み合わせて、3週間ごとに通常4回投与し終了です。アンスラサイクリン系を使わないので、吐き気が少ない治療です。

◆dose-dense（ドーズ・デンス）治療

多くの抗がん剤治療では、いったん減った白血球の数が十分増えてくるのを待つために3週間の間隔を空けて投与していますが、白血球減少を予防する薬を使うと2週間ごとの投与が可能になり、間隔をつめることでより効果が上がることがわかってきました。これがドーズ・デンス治療で、抗がん剤点滴の翌日または翌々日に、白血球減少を抑える皮下注射をします。

〝dose〟は薬の用量、〝dense〟は濃い・高密度という意味で、EC療法やパクリタキセルなどは、この方法を使うことで、通常3週間ごとの点滴を2週間ごとに行うことができます。

再発時の化学療法

再発乳がんでは、初期治療で使う薬の他に、エリブリン、ビノレルビン、ゲムシタビン、プラチナ製剤、内服薬のカペシタビン、その他様々な抗がん剤が使われます。最適な投与量や間隔は薬ごとに決まっていますが、副作用の状況を見ながら加減し、できるだけ生活の質を保って長期の治療を目指すのが再発治療の特徴です。投与期間に決まりはなく、ある治療が効かなくなったら次の治療に変更していきます。

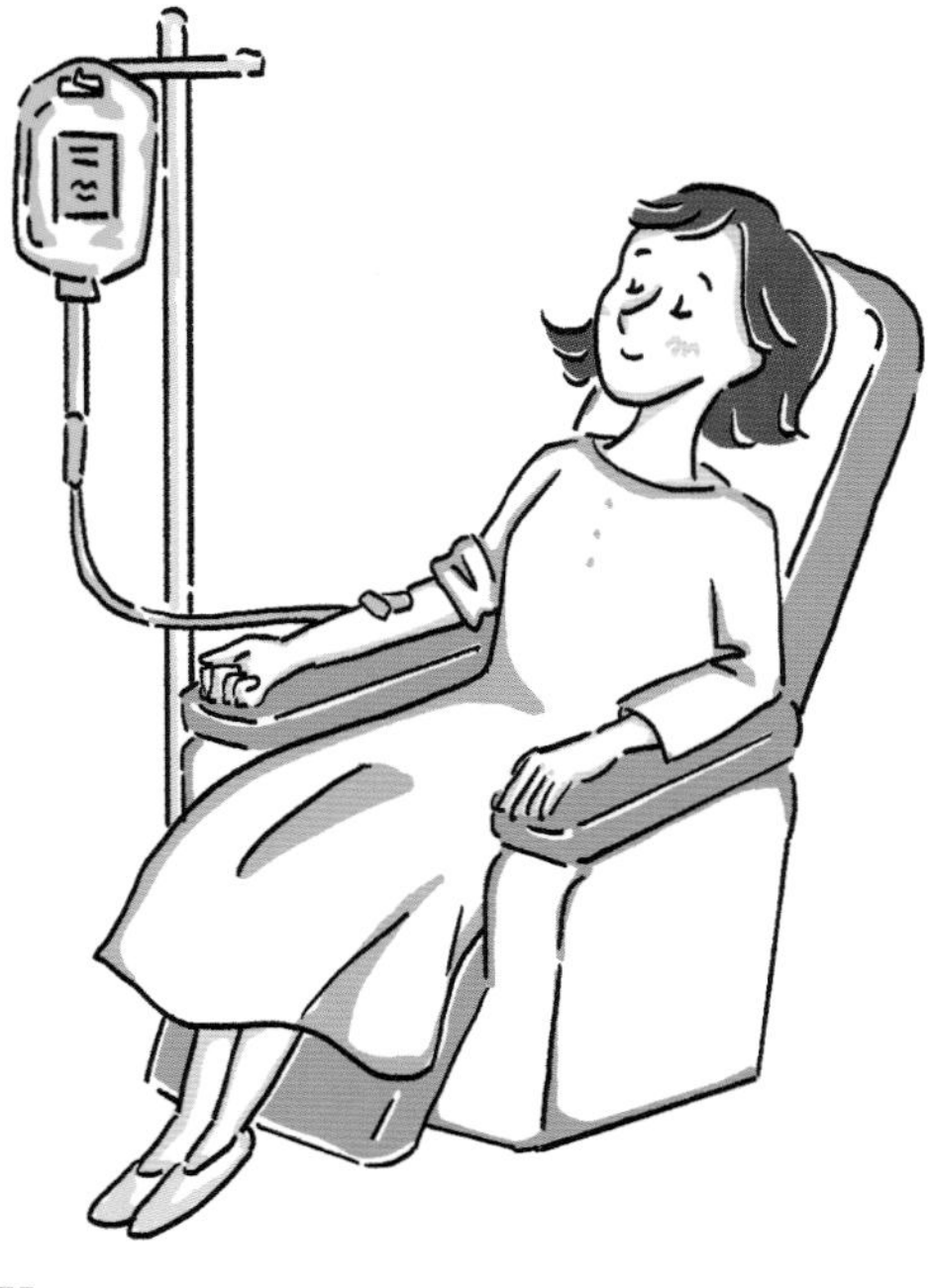

初期治療の化学療法では、複数の抗がん剤を組み合わせて使うことが多く、通院で点滴をすることが一般的です。

3 分子標的治療の適応と特徴

（117ページの表も参照）

分子標的薬はがん特有の分子を標的にして攻撃する薬。通常、抗がん剤やホルモン療法と併用して使われます。

特定のがん細胞を狙い撃ちにするのが分子標的薬

がん細胞に特有の分子を標的にして狙い撃ちするのが分子標的薬で、特定のタンパクや遺伝子を持つがんだけが標的となるものもあります。がん細胞だけを標的にするので抗がん剤に比べると副作用が軽いことが期待されていましたが、薬によってそれぞれの副作用があるので注意が必要です。

現在使われている主な分子標的薬は以下の通りで、抗ハーツー薬以外は今のところ再発乳がんに使われます。分子標的薬は新たな薬が次々と開発されており、それぞれのがんに合わせた治療が今後ますます進むことが期待されます。

◆抗ハーツー療法

ハーツータンパクが陽性の乳がんに効く薬です。トラスツズマブ（ハーセプチン®）がその代表的な、最も早くから使われていた抗ハーツー薬で、術後または術前・術後に、抗がん剤と併用することで再発予防に効果があります。タキサン系抗がん剤と同時に投与し、抗がん剤終了後はトラスツズマブ単独で、3週間ごとの点滴を計1年間行います。心臓への影響に注意が必要ですが、初回を除くと自覚する副作用はほとんどないので、通常の生活をしながらの治療が可能です。最近ではさらに効果を高めるために、トラスツズマブにペルツズマブを加えて2つの抗ハーツー薬を併用することが多くなっています。

術前に抗ハーツー療法を行った結果、手術時にがんがまだ消失していなかった場合には、抗ハーツー薬と抗がん剤を結合させた薬（トラスツズマブ・エムタンシン）を術後に使うと再発を減らせることもわかってきました。

ハーツー陽性乳がんの再発時には、通常、他の治療と並行して抗ハーツー療法を継続して行っていきます。

◆ホルモン療法と併用する分子標的薬

エベロリムス、パルボシクリブ、アベマシクリブは細胞の増殖を抑える作用があり、一部のホルモン療法と併用することで転移の進行を遅らせます。

◆免疫チェックポイント阻害剤

体に異物が入ると免疫細胞が異物を除去しますが、がん細胞は免疫細胞の攻撃を逃れる仕組みを持っています（これを解明したのがノーベル賞を受賞した本庶佑先生です）。この仕組みに関与するＰＤ－１やＰＤ－Ｌ１というタンパクの働きを抑えることにより、免疫細胞ががん細胞を退治するのを促すのが免疫チェックポイント阻害剤で、これも分子標的薬に分類されます。

乳がんでも、アテゾリズマブというＰＤ－Ｌ１を標的とした薬が、抗がん剤のナブパクリタキセルとの併用で使えるようになりました。再発したトリプルネガティブ乳がんで、がん組織を調べてＰＤ－Ｌ１タンパクが陽性だった場合が対象です。

免疫チェックポイント阻害剤は、免疫に関係して抗がん剤とは異なる副作用があるので、投与中は様々な症状への注意が必要になります。

◆その他の分子標的薬

ベバシズマブはがん細胞に栄養を運ぶ血管が作られるのを抑える作用があり、抗がん剤のパクリタキセルと併用します。

オラパリブはＤＮＡの修復を阻止する薬で、ＢＲＣＡ１かＢＲＣＡ２遺伝子に変異がある「遺伝性乳がん卵巣がん症候群」の患者さんで効果を発揮します。

デノスマブは骨を壊す破骨細胞の働きを弱めて、骨転移に伴う痛みや骨折などのリスクを下げる働きがあります。

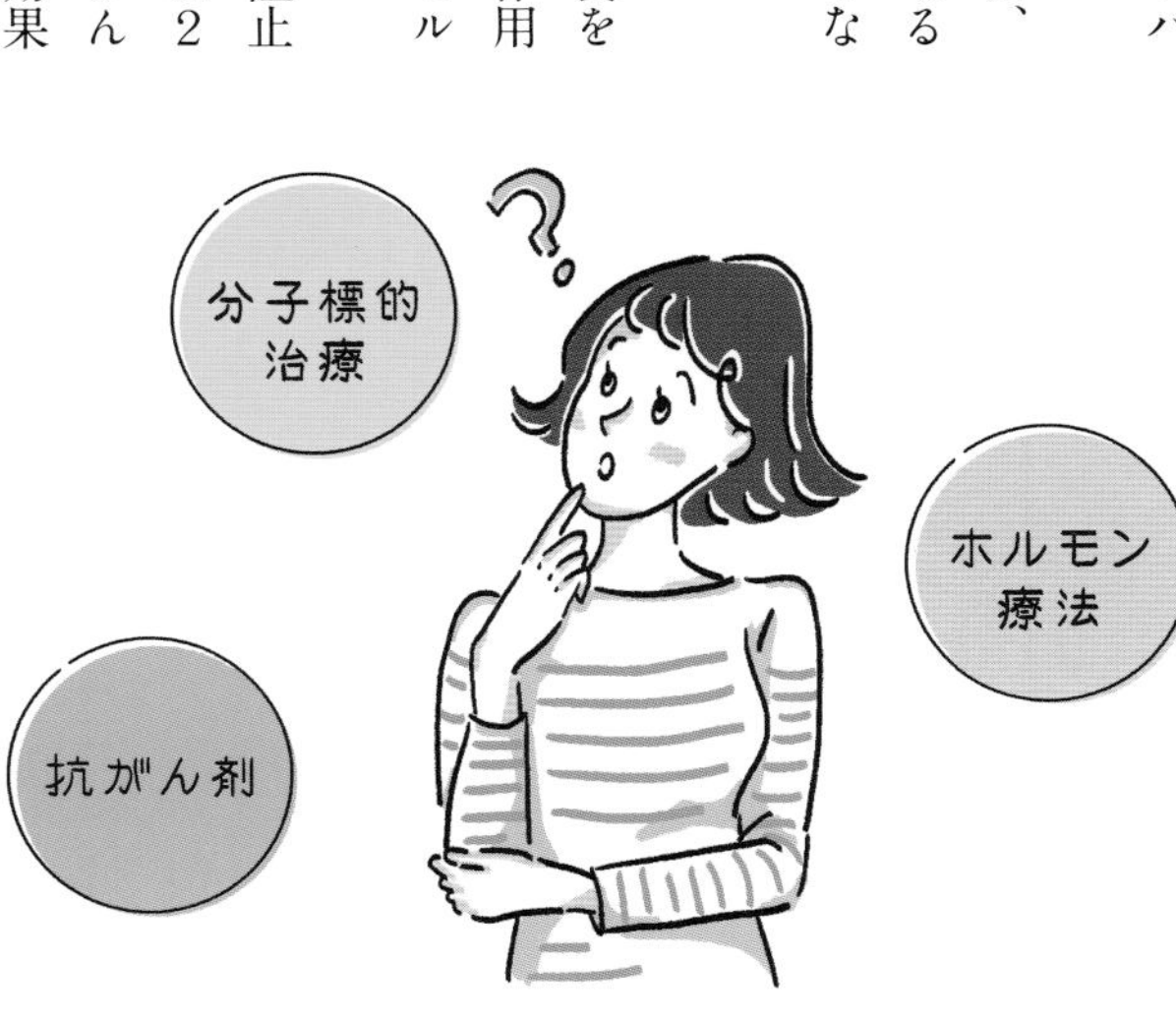

その治療を受けないとダメですか？

再発率を下げたいと思うなら……

術後に再発予防の抗がん剤治療をおすすめすると、「その治療はやらないとダメですか？」とよく聞かれます。ダメというわけではありませんが、やらなくても同じ効果が得られますかというと、それはNoです。「やった方がやらないより再発率が下がるので、（再発率を下げたいと思うなら）やることをおすすめします」という意味です。

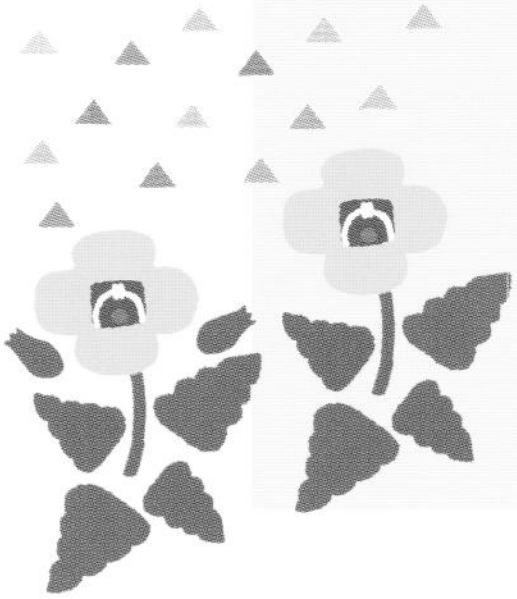

各治療法について過去の臨床試験から、治療をした集団の方がしなかった集団よりも再発率が○％減る、というデータが出ています。仮に、手術に加えて治療Aを行うと再発率が50％下がる、つまり再発が半分になるとしましょう。手術だけの場合の再発率がもし30％なら、使うことで再発を15％減らせるということになります。言い換えると、再発率が30

%と予測される人１００人に治療Aを追加した場合、手術だけでも再発しない人が70人、Aを追加しても再発する人が15人、Aを追加したおかげで再発せずにすむ人は15人となります。つまり実際に治療の恩恵を受ける人は１００人中15人ということで、あなたがその15人に入るかどうかは誰にもわかりませんが、再発が30人から15人に減るという利益は大きいと考えて、ある程度の副作用があっても治療することをおすすめするわけです。一方、手術だけでも94%が無再発、つまり１００人中６人しか再発しないと予測されるなら、治療Aの恩恵を受けるのは１００人中３人だけと考えられ、副作用の強い治療はおすすめしないでしょう。

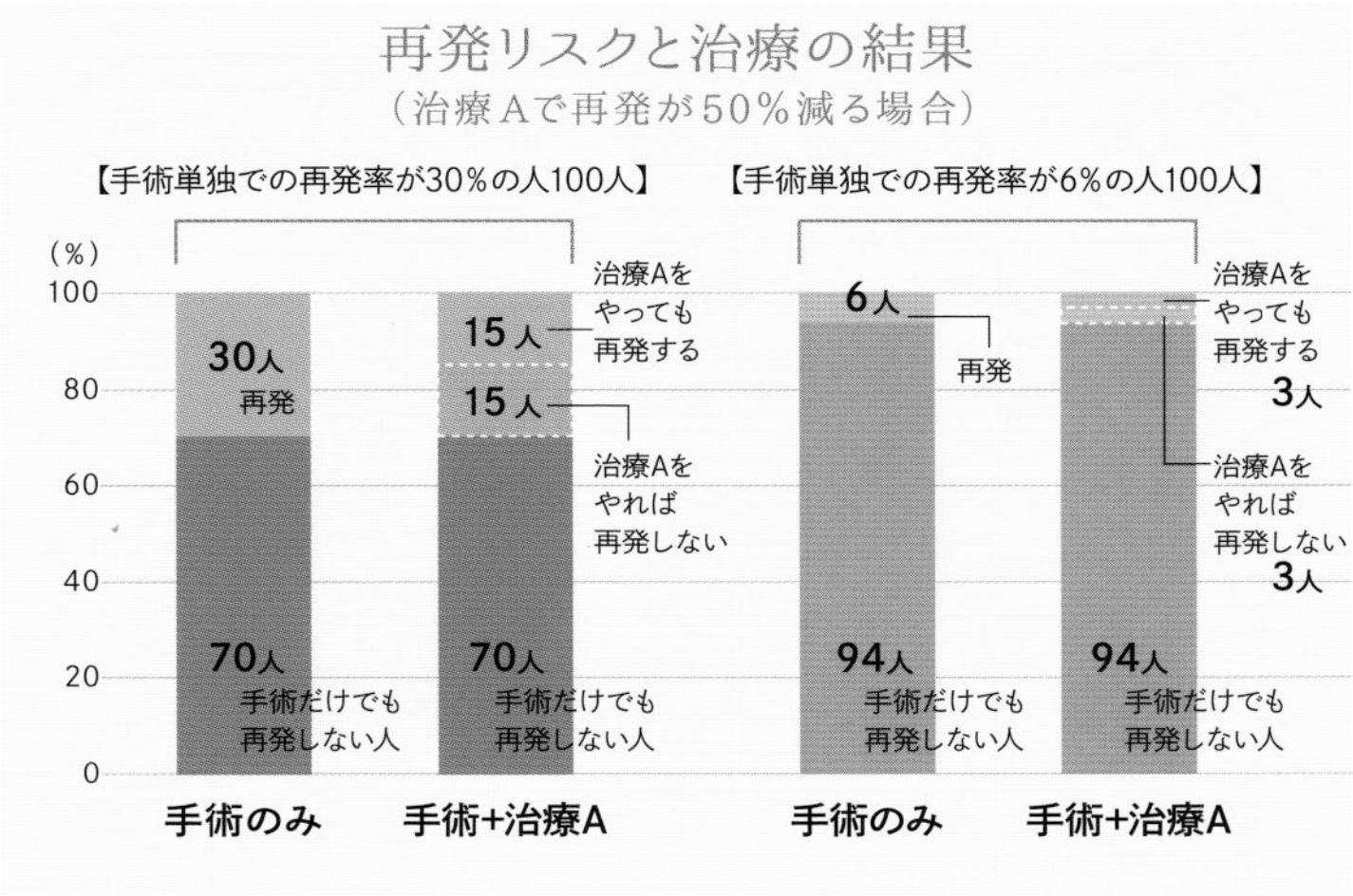

あなた自身でよく考えて後悔のない選択を

医師は、進行度やがんのタイプから予測される再発のリスクと治療の副作用とを比較して、メリットがデメリットよりも大きいと判断される治療をおすすめします。その根底には、「患者さんの多くができるだけ再発を避けたいと思っている」という前提があります。実際には再発や治療に対する意識は人それぞれなので、自分の病状と予測される治療の効果、副作用を十分に確認したうえで、治療を受けるかどうかは患者さんが判断してかまいません。家族と相談してもよいでしょう。ただし、単に「副作用がいや」という一時の気分や、「抗がん剤は体に悪い」などという根拠のない意見に左右されることはおすすめできません。どんな治療をしても再発をゼロにはできず、万一の時、再発するのは他の人ではなく、残念ながらあなた自身です。どうか後悔のない選択をしてください。

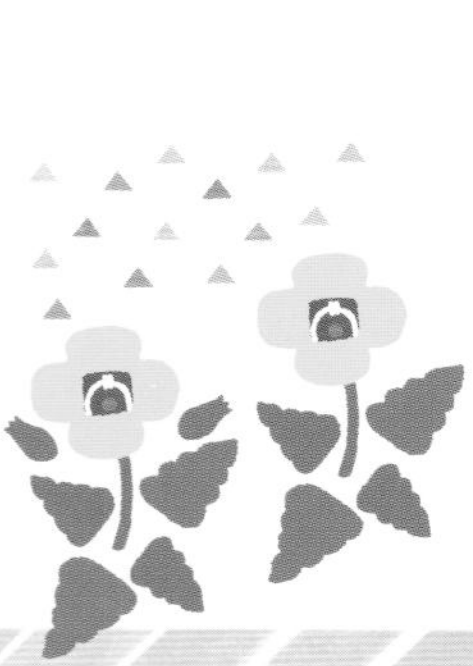

Chapter 04

術後に起こり得る後遺症や副作用をのりこえる

手術の後遺症と副作用の対処法

手術した腕を長時間締めつけないなど生活上の注意点に気をつけ、リンパ浮腫にならないようにしましょう。

主な後遺症

乳がんの手術では一般的に後遺症は少なく、術後早期から普通の生活や仕事に戻ることができますが、後遺症が全くないわけではなく、また生活上の注意点もあります。対処法を知ることで、術後の生活を少しでも快適なものにしてください。

〈乳房の形〉

乳房切除では、乳房のふくらみがなくなり、平らで乳頭のない胸になり、胸の中央近くから横またはわきの下の方に伸びる1本線の傷が残ります。胸の形に関しては、補正下着をつけることで外見を整えられるので、服の上から乳房の欠損がわかることはありません。ただし、傷の位置や体形によっては、大きく胸の開いたドレスを着る際に支障が出る場合がありますので、気になる方は術前に担当医に相談してみましょう。

片方の乳房がなくなると左右のバランスが崩れるのではないかとよく聞かれますが、日本人の乳房は片方で数百グラム、かなり大きくても1キロちょっとなので、実際の重さの左右差はわずかです。傷口をかばうことにより肩こりなどが生じたり、バランスが気になる方は、補正パッドにいろいろな重さのものがあるのでうまく使って調整しましょう。

乳房温存では乳房の形や乳頭は残りますが、元と全く同じではなく、一部に傷が残り、ある程度の変形や左右差、乳頭の位置のずれなどが起こり得ます。気になる方は、術前に担当医に傷の位置や切除する分量などを確かめておきましょう。ただし、がんをしっかり切除するためにはある程度の変形は仕方ない場合もあります。

〈痛み、しびれ、違和感〉

手術直後の傷の痛みは我慢せずに、痛み止めを飲みましょう。通常、1～数週間以内には痛み止めが必要ない程度まで回復します。

乳房切除した胸には、感覚が鈍くしびれた感じが残ります。年月がたってもこの感覚は元には戻りませんが、慣れてくると、日常生活ではあまり気にならずに過ごせるようになります。リンパ節を郭清すると、腕の内側にしびれた感覚が残ることもありますが、多くは次第に軽快してきます。

年月がたっても、何かの拍子に傷の痛みや違和感、引きつれ感などが気になることがあります。天気の悪い日や季節の変わり目に多いようで、いわゆる「古傷が痛む」といった状態かと思われます。多くは痛み止めを使うほどの痛みではありませんが、再発ではないかと心配する声を時々聞きます。しこりや皮膚の変化などがなく、痛みや違和感だけなら特に心配はいりません。

頻度は高くありませんが、乳房切除後の胸部に慢性的な痛みが数年以上にわたって続くことがあり、乳房切除後疼痛症候群と呼ばれます。特効薬はありませんが、通常の神経痛に準じた治療薬を使いながら様子を見ます。

手術した腕で、長時間続けて重いものを持つのはやめましょう。

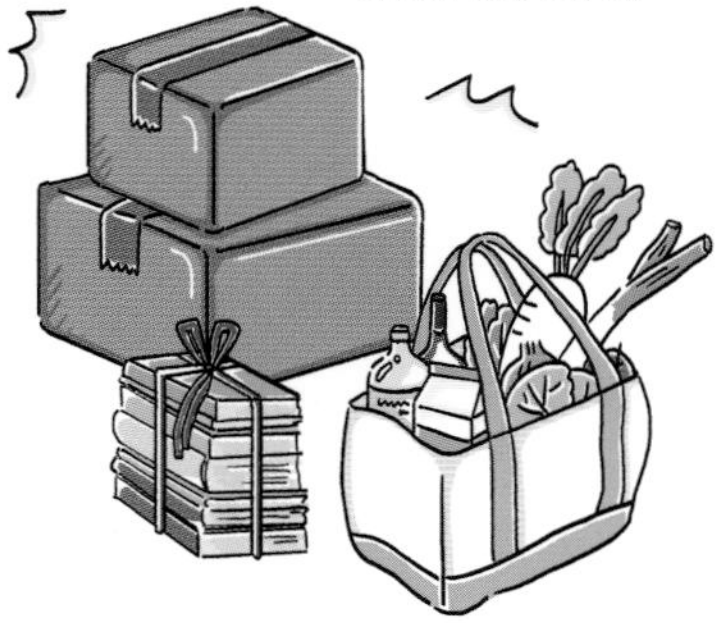

〈リンパ浮腫《ふしゅ》〉

ⓐリンパ浮腫とは？

ヒトの体には、余分な水分や老廃物を末端から心臓に向かって運ぶリンパ管が網の目のように分布し、細菌などを食い止める関所のようなリンパ節がわきの下や足の付け根などに集まっています。乳がんの手術でわきの下のリンパ節を切除すると、腕からのリンパの流れが滞ってリンパ液が溜まるのでむくみが生じます。それがリンパ浮腫です。

ⓑリンパ浮腫の症状

腕や指が太くなり、重く腫れぼったく感じて動かしにくくなります。些細な傷や虫刺されなどから炎症や感染が起こり、腕が赤く腫れあがって痛みや熱感が出る蜂窩《ほうか》織炎《しきえん》という合併症も発生しやすくなります。

ⓒリンパ浮腫の治療

いったんむくみが生じると、なかなか元通りにはならないのですが、自分の手を使って溜まったリンパを流すマッサージをする、弾性包帯やスリーブ（腕用の弾性ストッキング）で圧迫する、適度な運動を行うなど、専門家の指導を受けながらむくみの軽減をはかり悪化するのを防ぎます。リンパ管をつなぎ合わせる手術もありますが、効果についてははっきりしていません。

皮膚が赤く腫れて熱感や痛みなどの症状がある場合には、蜂窩織炎の可能性があるのですぐに病院を受診しましょう。乳がんを治療した病院が遠い場合には、近くの外科でもかまいません。安静や抗生物質の投与などの治療が必要になります。

リンパ浮腫は早期発見が大切

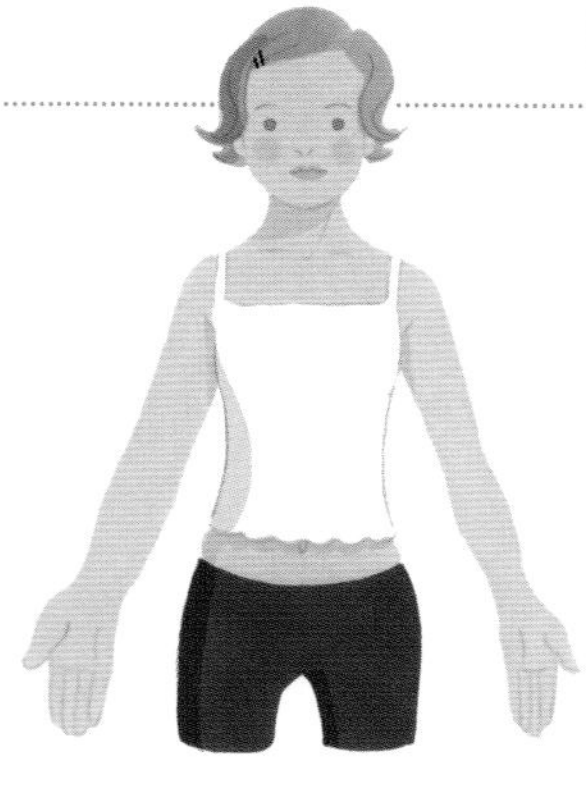

リンパ浮腫の症状

- 動かしにくい
- 重い感じがする
- 腫れぼったい感じがする
- だるい感じがする
- しわが目立たない
- 腕の静脈の見え方に左右差がある
- 押したら跡がつく
- 皮膚が張ってくる
- 皮膚がつまみにくくなる
- 皮膚が硬くなる

（※これらの症状が出現しても、必ずしも「リンパ浮腫」であるとは限りません。）

生じやすい場所

右のわきの下のリンパ節をとった場合、右の腕、前胸部、背部に生じやすい
（左のわきの下の場合は、逆側に生じやすい）

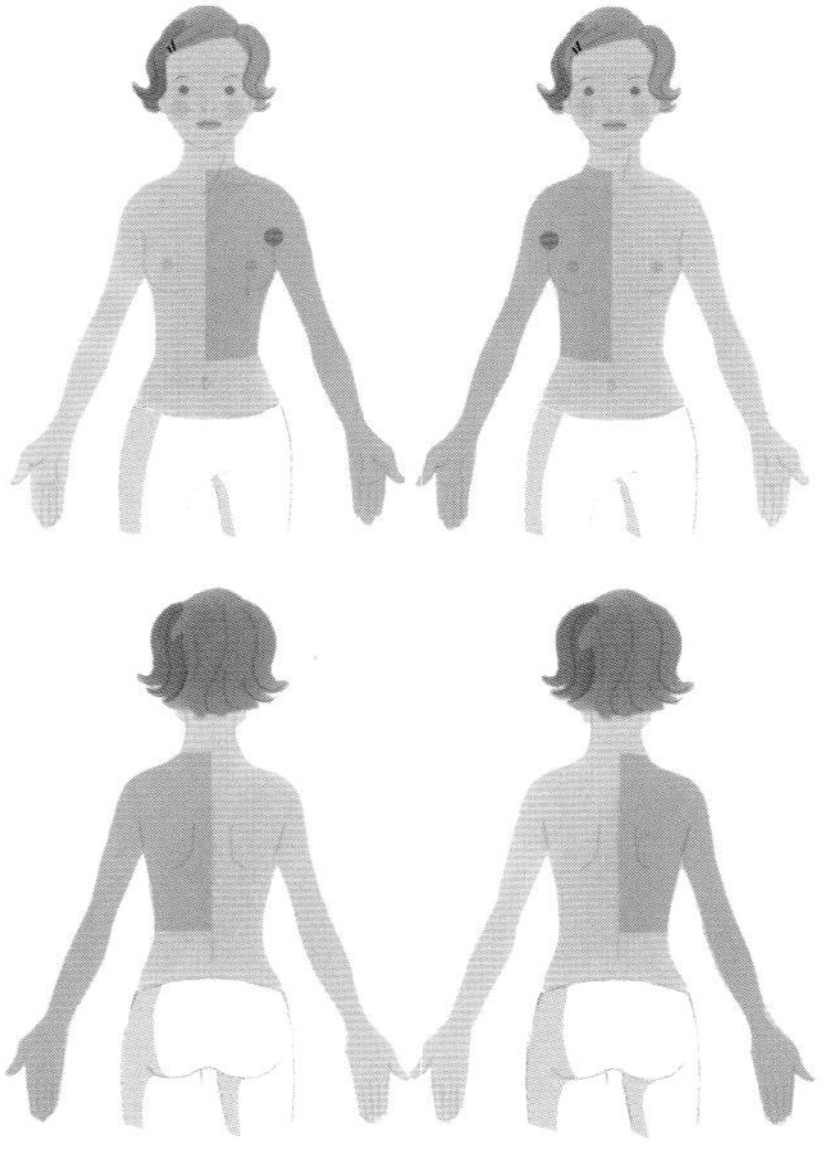

出典：学びの広場シリーズからだ編『リンパ浮腫の概要　上肢（腕）編』
〜リンパ浮腫を理解するために〜　静岡県立静岡がんセンター

リンパ浮腫の予防と生活上の注意

リンパ節を郭清した場合には、手術側の腕や手について、以下のようなことを心がけましょう。センチネルリンパ節生検のみの場合には浮腫が発生する頻度は低いのであまり神経質になる必要はありませんが、可能な範囲で注意するに越したことはありません。

皮膚の清潔と保湿

丁寧な手洗いで清潔を心がけ、クリームやローションで潤いを保ちます。

傷に注意

ちょっとした傷や虫刺され、日焼けなどがむくみや蜂窩織炎のきっかけになることがあります。庭仕事などの際は手袋をする、炎天下での皮膚の露出を避ける、小さな傷も軽視せずに洗浄や消毒をし、深めの傷はすぐに病院で診てもらうなどを心がけてください。

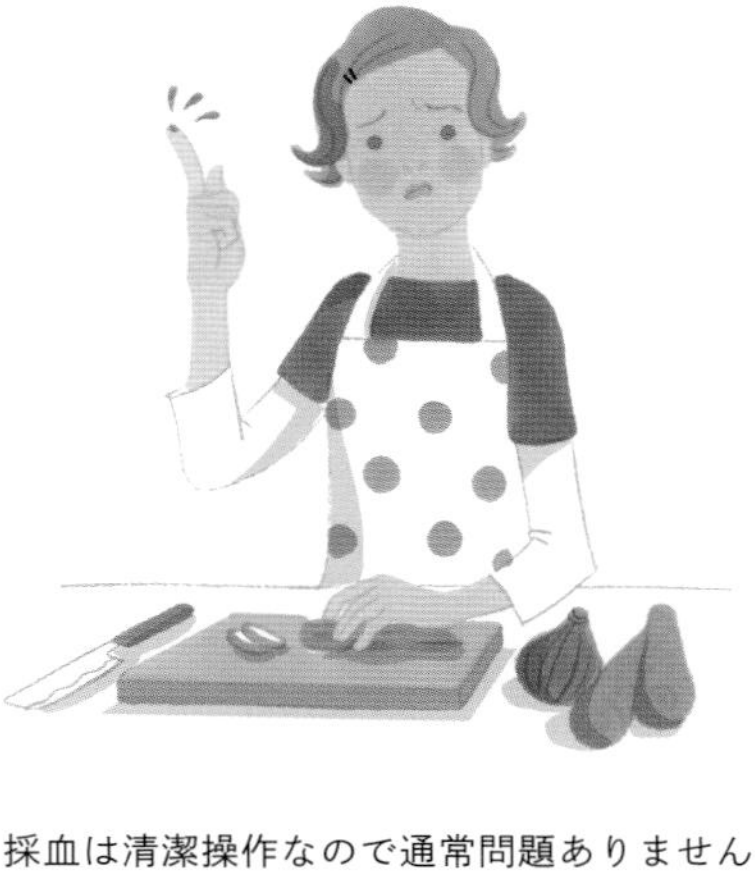

採血は清潔操作なので通常問題ありませんが、皮下出血などが起こらないようにしっかり止血をしましょう。皮下注射や筋肉注射、抗がん剤など血管を刺激する薬剤や長時間の点滴などは、なるべく反対の手を使う方がよいでしょう。

締め付けに注意

服やアクセサリー、腕時計などは、腕を締め付けるきついものを避け、むくみが出始めたら指輪は早めに外してください。重いバッグの持ち手などを、手術した腕に長時間かけないようにしましょう。

上肢を高くする

腕にむくみやだるさを感じた時は、寝る時にクッションなどで肩より少し高くする、手を上げて握ったり開いたりする、指先から肩に向けてリンパを流すように軽くマッサージする、などの方法を試しましょう。それでも悪化する時には早めに病院で相談することをおすすめします。

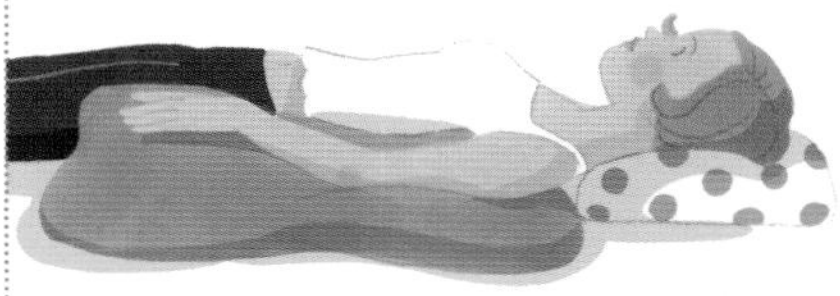

以上のような注意点を挙げると、「手術した腕の注射は術後何年まで禁止ですか？」などとよく聞かれますが、もともと○○は禁止で○○は許可、ということではありません。逆に何年たったら大丈夫というお墨付きが出せるわけでもないので、手術の影響でむくみやすくなっているということを念頭に、可能な範囲で注意しながら生活していきましょう。

上肢の運動について

乳がんの手術では、運動に影響するような筋肉も神経も切りません。したがって、適切なリハビリをすれば、理論上、術後は元通りの生活も仕事も運動も可能です。

時に術後に腕や肩の動きが悪くなることもありますが、それは傷に悪いのではないかという心配や痛みなどを理由に、長期間動かさなかったりリハビリが不十分だったりしたために、関節や筋肉が固まってしまったケースです。

術後、自分でできる範囲の動きで傷が開いてしまうことはまずありません。経過が順調な場合、術後の動きに関して、いつまで何をしてはいけないという医学的な制限はなく、仕事もスポーツも各自可能なことは徐々に始めてかまいません。ただし、車や自転車の運転など、万一の時に事故につながるようなことは、十分なリハビリで自信がついてからにしましょう。

傷に赤みやただれがある、リンパ液が溜まっているなどの場合は担当医に確認し、再建手術を同時に行った場合には形成外科の指示に従いましょう。

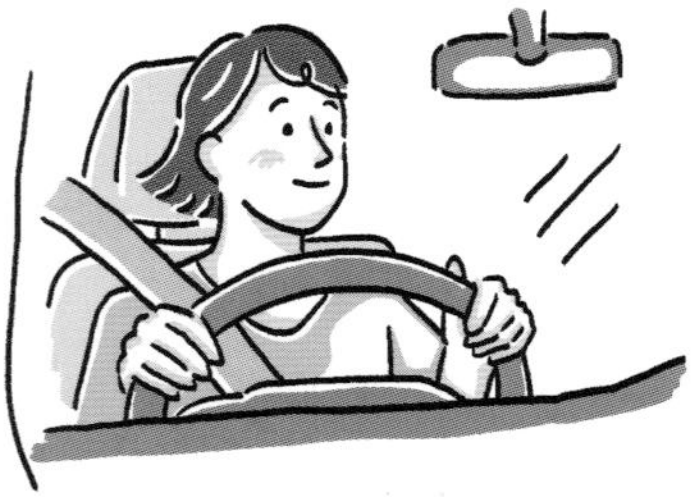

車や自転車の運転は、万が一の危険を伴う場合があるので、腕の動きに自信が持てるようになってからにしましょう。

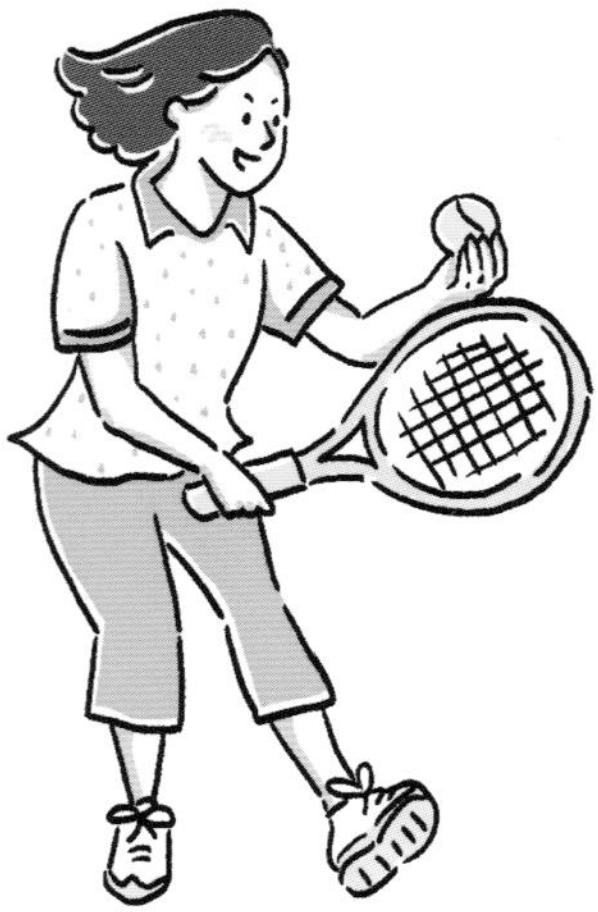

術後の経過が順調なら、仕事やスポーツに特に制限はありません。痛みが出ない範囲で楽しみましょう。運動は気分のリフレッシュにも効果的です。

リハビリは自宅で毎日続ける

手術の後すぐにリハビリを始めます。いったん動くようになっても油断しないで継続することが大切です。

乳がん術後のリハビリテーション（以下リハビリ）は、特別な器具を使ったりつらい訓練をしたりするわけではなく、創部（手術でできた創〈きず〉の部位）や関節をほぐす体操を続けるものです。手術翌日から身の回りのことは行えますし、手首や肘の運動は術後早期から始め、ドレーン（術後創部に入れるチューブ）が抜けたら肩を大きく動かすなど本格的なリハビリを開始します。

乳房部分切除とセンチネルリンパ節生検のみの場合は、実際には術後早期から術前と同様の動きが可能です。大事にしすぎて長期間動かさないと固まってしまうことがありますから注意しましょう。

具体的なリハビリの方法については病院から指導やプリントでの説明などがありますが、退院後は自宅で毎日続けます。日常生活に支障がなくなるとつい油断をしがちですが、普段の生活であまり使わない範囲の動きを保つにはリハビリが重要です。手術直後のリハビリがとても順調だった方が、術後6か月検診の時に「あれ、動かなくなってる」ということも経験しますから、いったん動くようになっても、術後数か月はリハビリの体操を続けた方がよいでしょう。

ただし、乳がん好発年齢は五十肩など女性の肩関節のトラブルが増える時期と重なります。もともと肩の症状がある方やリハビリ中に痛みが強くなる時には、医師に相談しましょう。痛みがとれてからやろうとか、痛くなる手前でやめているという声も耳にしますが、痛みがとれるのを待っていると、関節や筋肉が固まってますます動かしにくくなってしまいます。痛くなる手前でやめてしまうと、いつまでたっても動く範囲が広がりません。一気に無理をすることはおすすめできませんが、「ちょっと痛いと思うところまで頑張って動かすと、次の日にはそこが痛くなくなって少し先まで動かせるようになる」というのがリハビリだと思ってください。

リハビリテーションの実際

ドレーン挿入中のリハビリテーション

MENU
1 深呼吸
2 指の運動
3 手首の運動
4 手をかえす運動
5 肘の曲げ伸ばしの運動
6 首の運動
7 むくみの予防

各5〜10回（2番から5番）
×1日2セット
A：腕を下ろした状態で行う
B：無理がなければ、
腕を肩の高さまで上げた状態で行う

※ドレーンとは術後、創部に入れるチューブのこと

1 深呼吸（5回程度）
A B 共通

2 指の運動
指をしっかりと握り、しっかりと伸ばしてみましょう

3 手首の運動
手首を上げたり、下げたりしてみましょう
（どちらかの手首に点滴の針が挿入されている場合は、
挿入されている方の手首の運動は控えましょう）

4 手をかえす運動
A B 共通

ゆっくりと手をかえしたり、戻したりしましょう
（どちらかの手首に点滴の針が挿入されている場合は、
挿入されている方の手首の運動は控えましょう）

5 肘の曲げ伸ばしの運動
ゆっくりと肩に手をつけるように肘を曲げて、しっかりと肘を伸ばしましょう

6 首の運動（各3〜5回程度　座って行いましょう）
A B 共通

ますは、ゆっくりと首を後ろにそらしてみましょう。
この時、胸の突っ張りがあるようならば、胸の前に手を当てて行ってみましょう
首を前後に動かしましょう／首を左右に動かしましょう

7 むくみの予防
A B 共通

a：腕の運動：2〜5番の運動も有効です
b：腕を上げる：85ページ右のイラストのように腕を高くして寝ましょう

88〜92ページ、出典：『乳がん術後のリハビリテーション』　静岡県立静岡がんセンター

ドレーンが抜けた後のリハビリテーション

MENU

1 肩甲骨の運動
2 腕を前に動かす運動
3 肩の高さで腕を
　左右に動かす運動
4 腕を横に開く運動
　(手術をした側)
5 腕を開く運動

各5〜10回(2番から5番)
×1日2セット以上

▶2番から5番は、棒やタオル、新聞紙を丸めたものなどを利用して行いましょう。
▶腕を動かす目安は、腋や胸が少し引きつれるところまでとし、3秒ほど保持するように行います
▶起床後や身体が冷えている時より、入浴後など体が温まっている時や日中などに体を少し動かした後に行ってみましょう

1 肩甲骨の運動

a: 肩をすくめて
みましょう

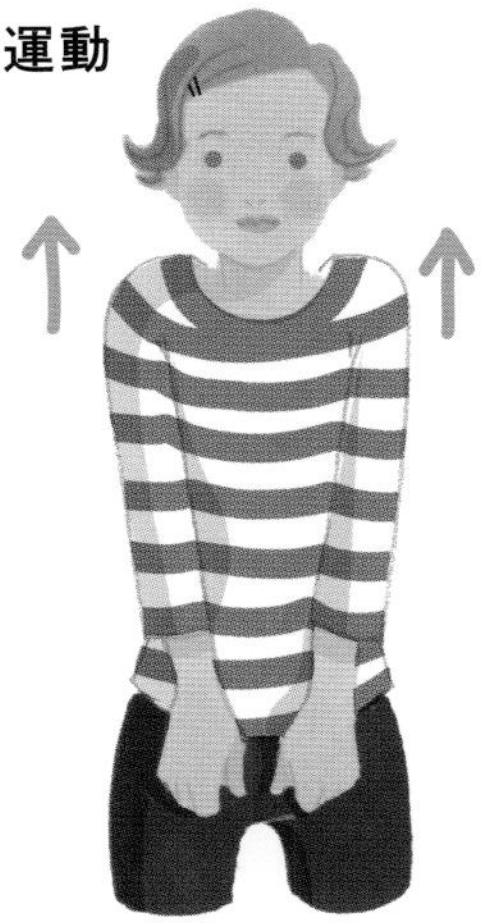

b: 肩を前後に
まわしましょう

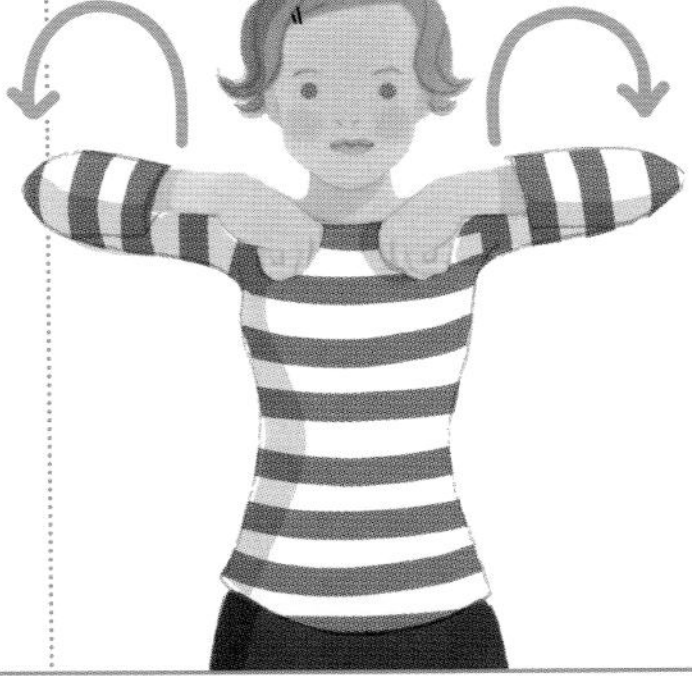

2 腕を前に動かす運動

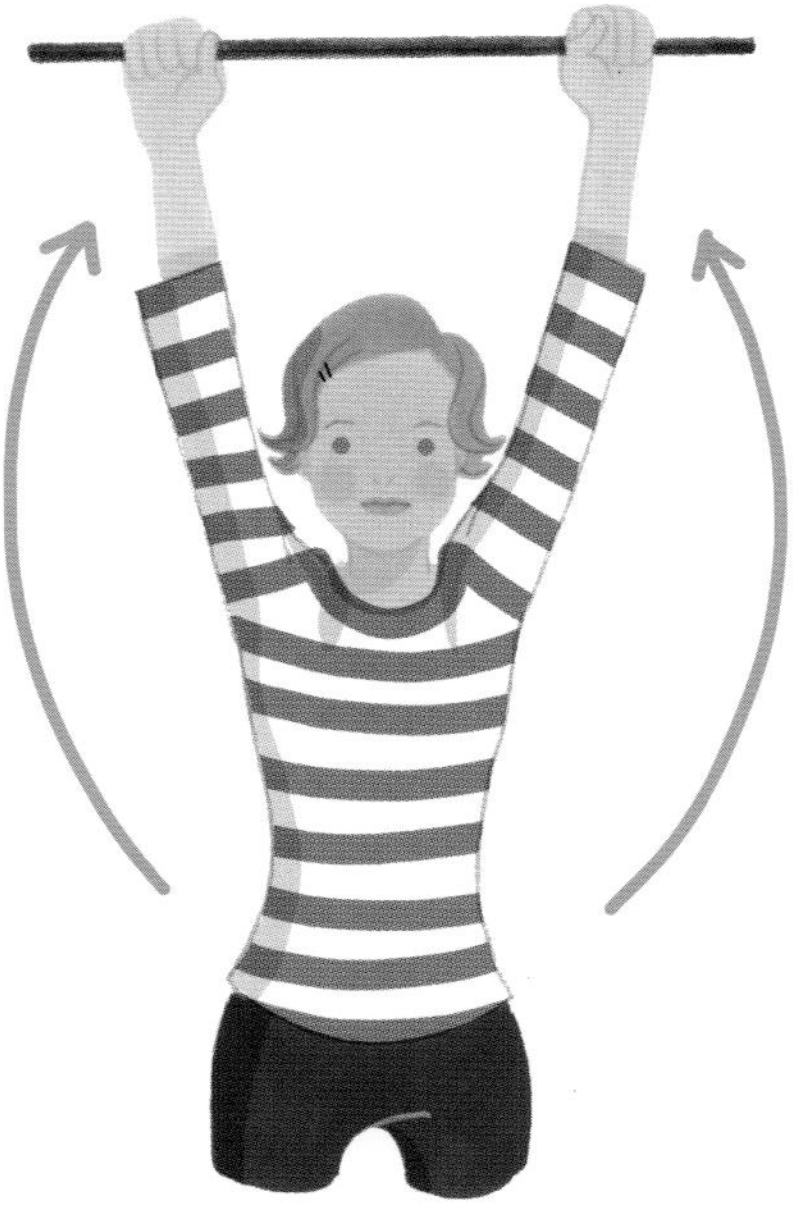

棒(またはタオル)を肩幅に持ち、
肘を伸ばしたまま
ゆっくりと上にあげてみましょう

ドレーンが抜けた後のリハビリテーション

3 肩の高さで腕を左右に動かす運動

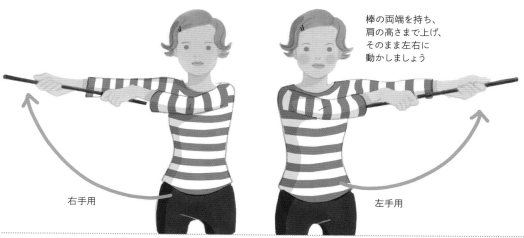

棒の両端を持ち、
肩の高さまで上げ、
そのまま左右に
動かしましょう

4 腕を横に開く運動（手術をした側）

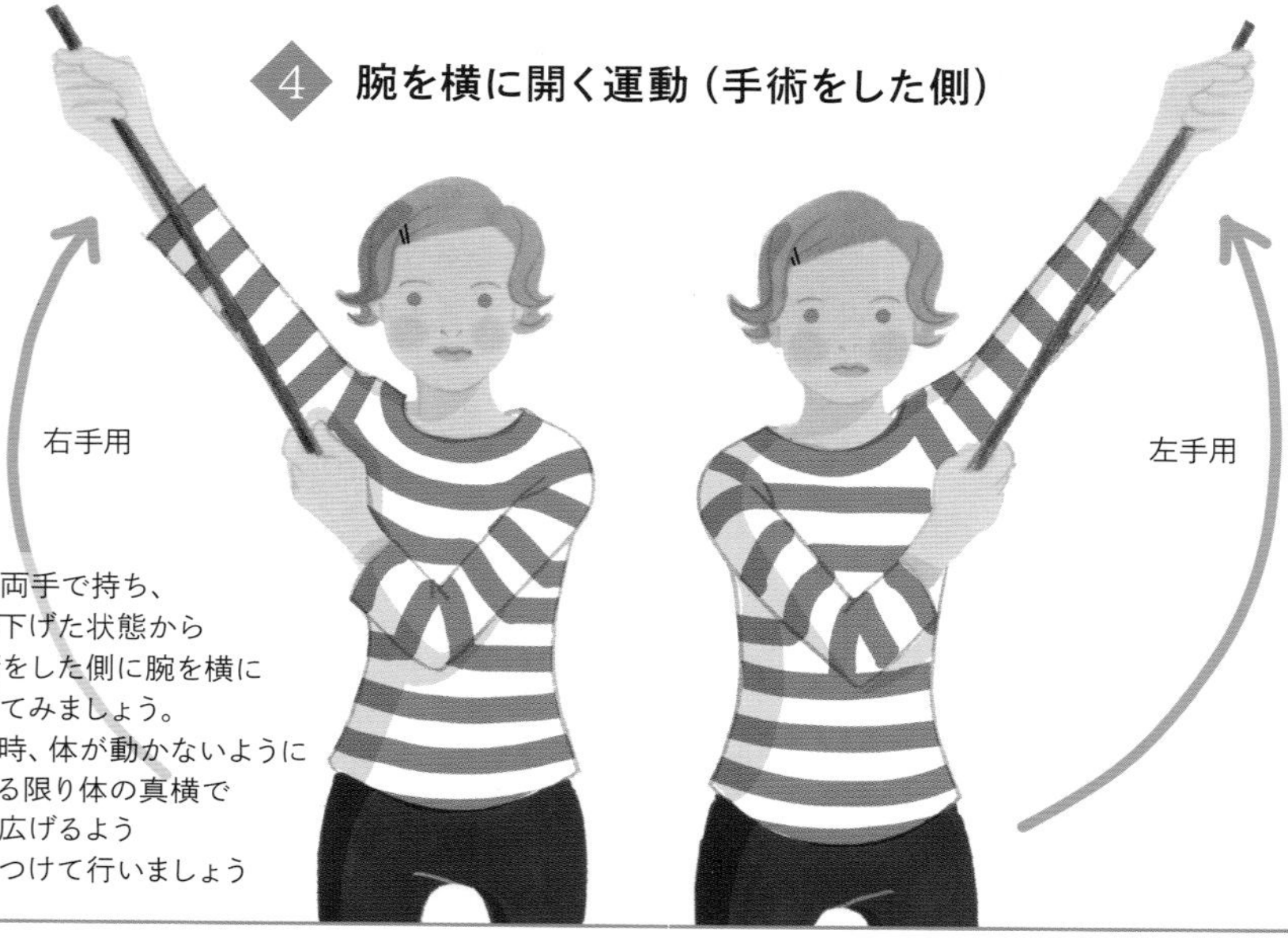

棒を両手で持ち、
腕を下げた状態から
手術をした側に腕を横に
広げてみましょう。
この時、体が動かないように
できる限り体の真横で
腕を広げるよう
気をつけて行いましょう

最後に

手術した方の腕の力だけで動かしてみましょう。両手を同時に動かして動かしやすさを比べてみてください

MENU
1 腕を前から上にあげる
2 腕を横から広げる
3 髪の毛を洗う、束ねる動作
4 背中でひもを結ぶ動作

1 腕を前から上にあげる

腕を前方に伸ばし、ゆっくり上げてみましょう
※なるべく耳の近くまで上がるように意識して行ってください

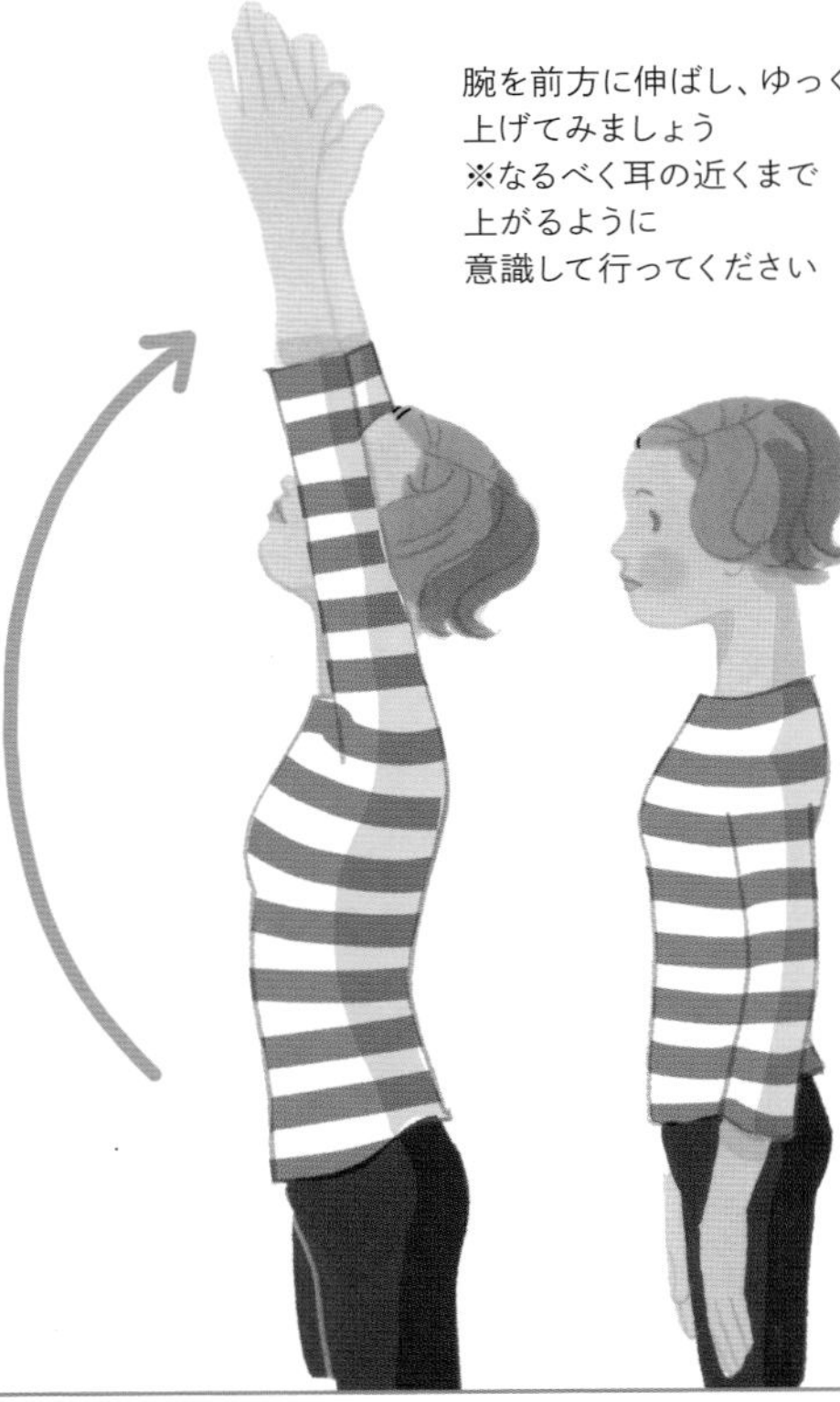

5 腕を開く運動

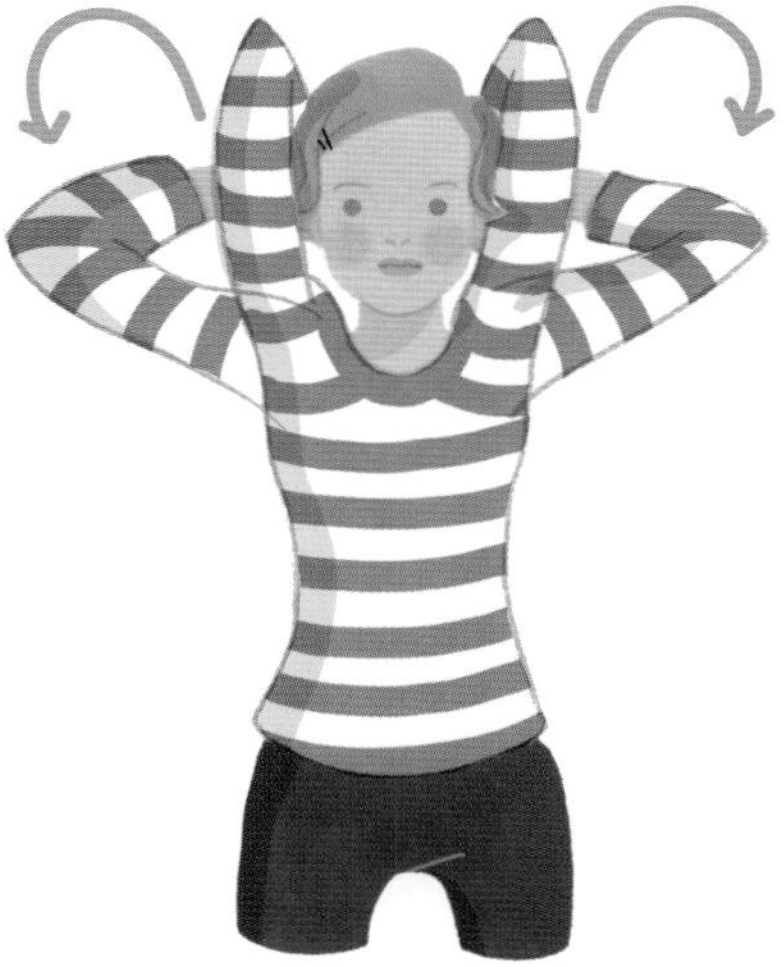

a: 両手を頭の後ろで組みましょう
次に両肘を前後に動かして、腕を開いたり、閉じたりしてみましょう

b: 腕を開いた状態をできるだけ維持してみましょう

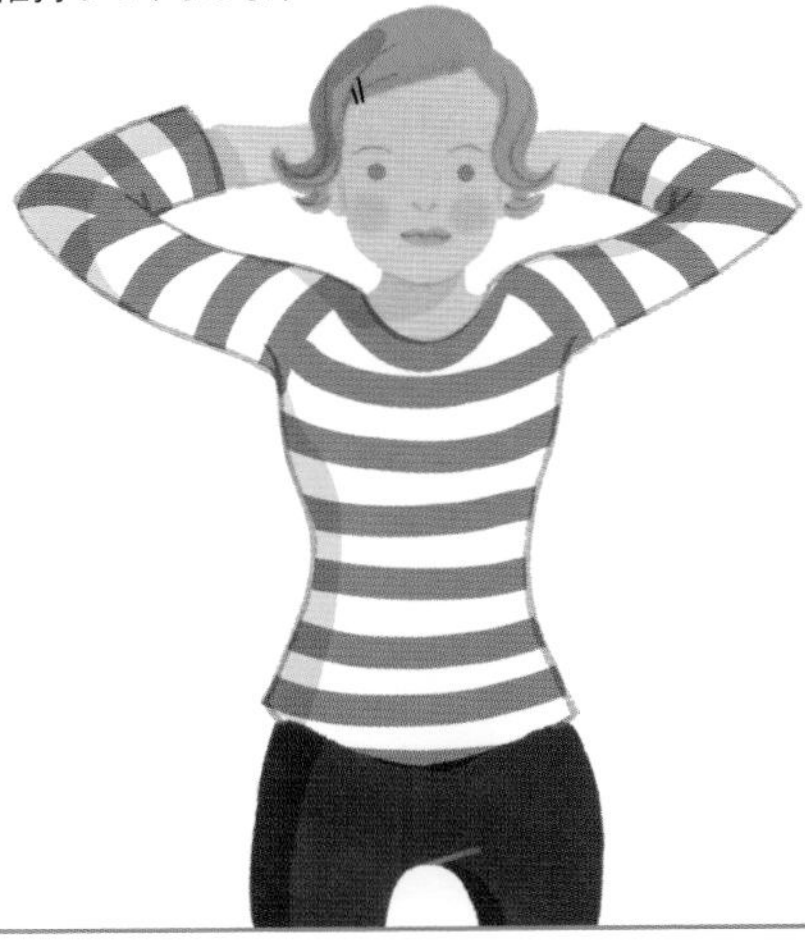

最後に

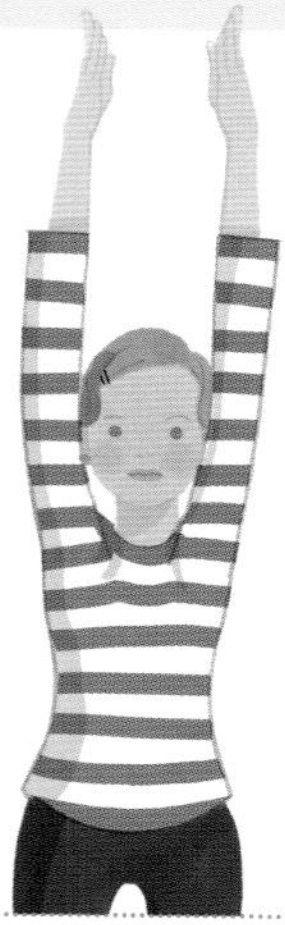

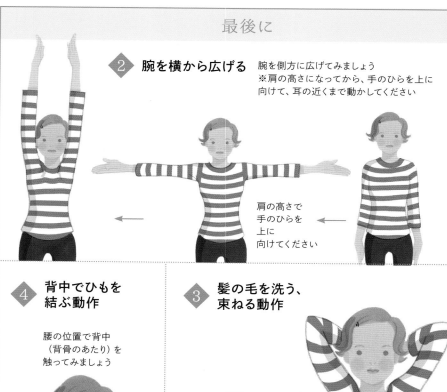

2 腕を横から広げる

腕を側方に広げてみましょう
※肩の高さになってから、手のひらを上に向けて、耳の近くまで動かしてください

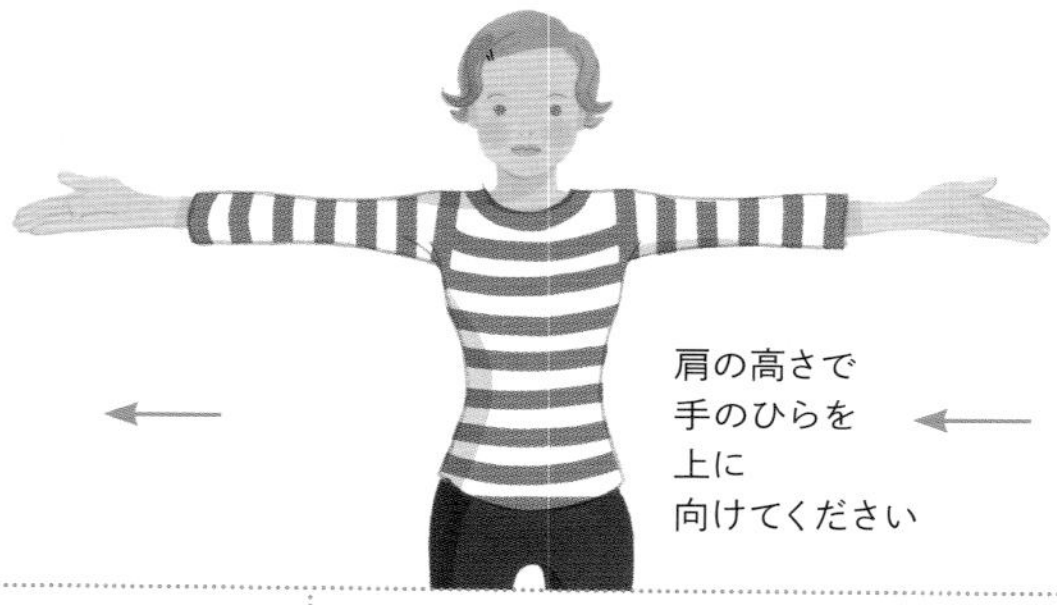

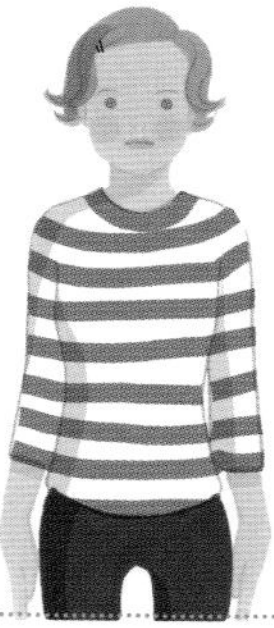

肩の高さで
手のひらを
上に
向けてください

4 背中でひもを結ぶ動作

腰の位置で背中（背骨のあたり）を触ってみましょう

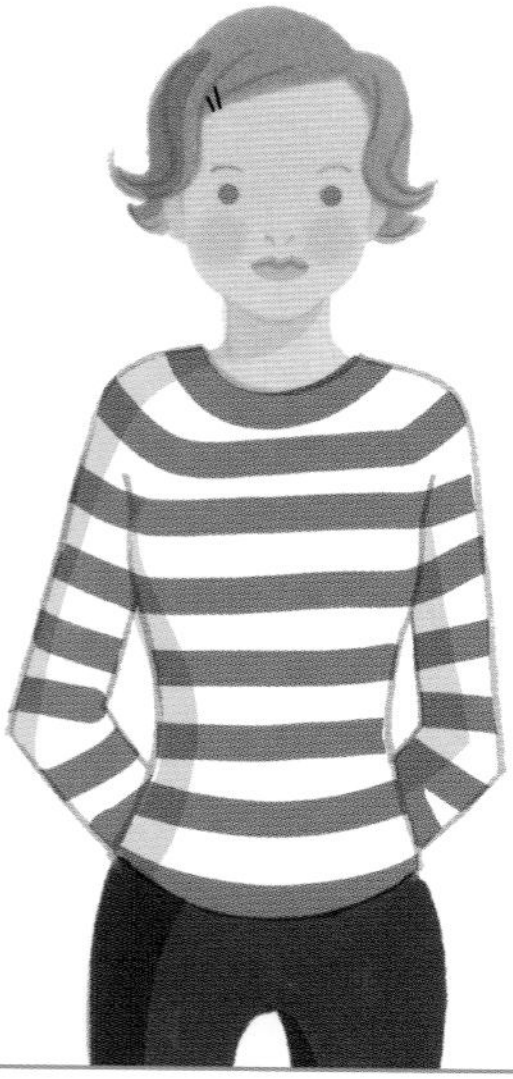

3 髪の毛を洗う、束ねる動作

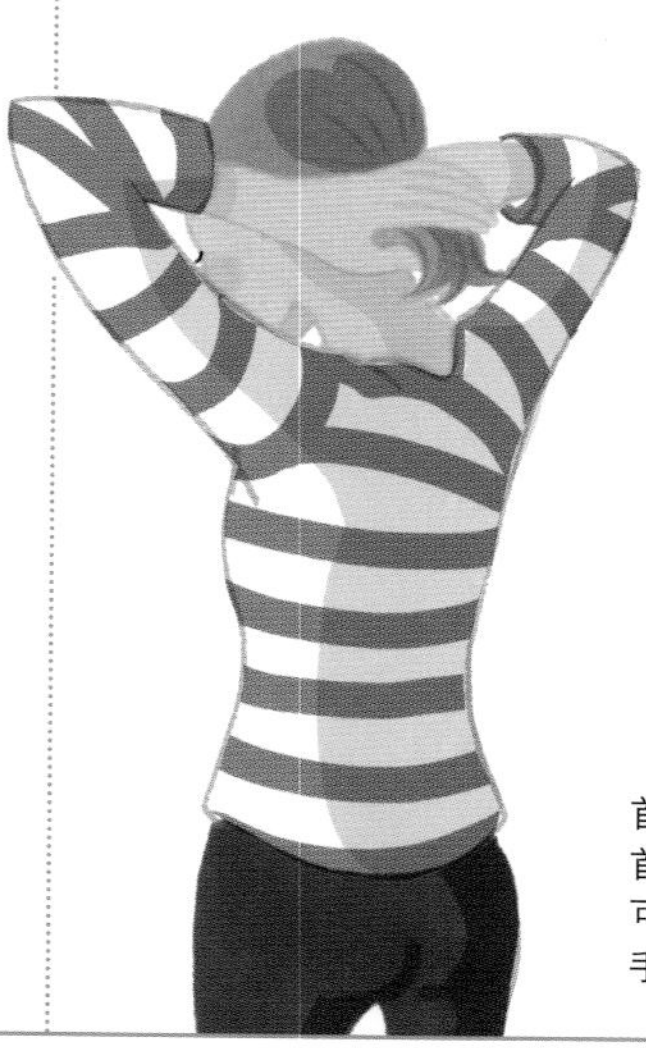

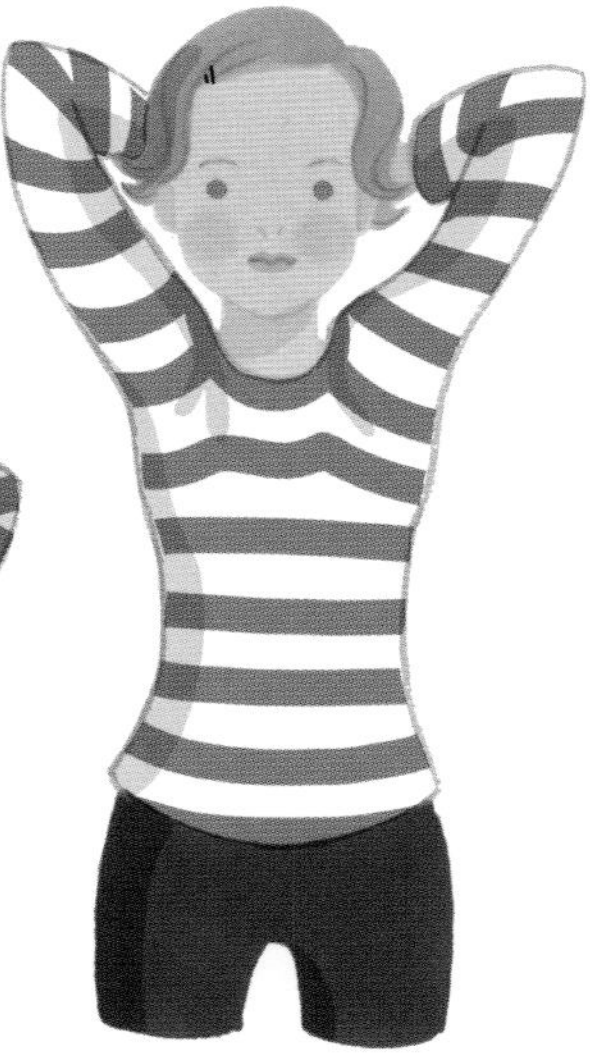

首を前に曲げずに、
首の後ろを触ってみましょう。
可能であれば首の後ろで
手を組んでみてください

薬物療法の副作用と対処法

薬物療法の副作用には、ホットフラッシュ、吐き気、脱毛などがあり、うまく対処していくことが必要です。

❶ホルモン療法の主な副作用と対処法

❶ホットフラッシュ

ホットフラッシュとは、のぼせ、ほてり、発汗など更年期障害のような症状で、タモキシフェンなど抗エストロゲン剤の代表的な副作用です。軽い症状を含めると半分以上の方に出るといわれていますが、更年期障害と同様に出現や程度には個人差があります。更年期が少し早く（あるいは再び）きてしまったと考えて、服装や生活の工夫をしてみましょう。

〈対処法〉

カーディガンやスカーフを利用するなど服装で温度調節をはかるのも一案です。工夫しながら過ごしているうちに次第に軽快することも多いので、まずは経過を見ましょう。

症状が強くて生活に支障が出る場合には、漢方薬を試したり、一部の抗うつ薬などが効果ありというデータもあるので、担当医に相談してみましょう。ただし抗うつ薬のひとつのパロキセチン（商品名：パキシル）は、タモキシフェンの効果を弱めるというデータがあるので避けましょう。一般の更年期障害でよく行うエストロゲン補充療法も、「抗エストロゲン」とは逆の治療ですからおすすめできません。

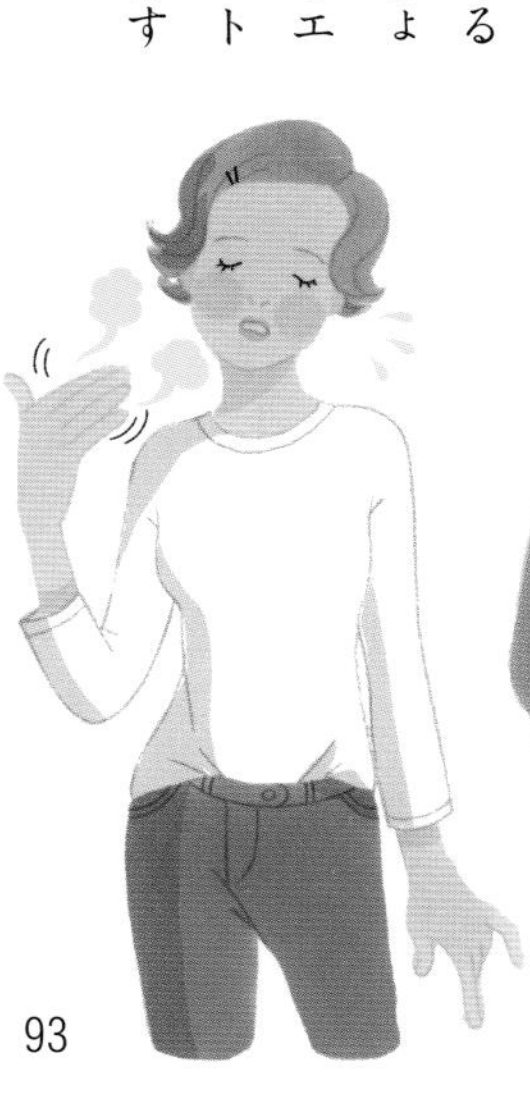

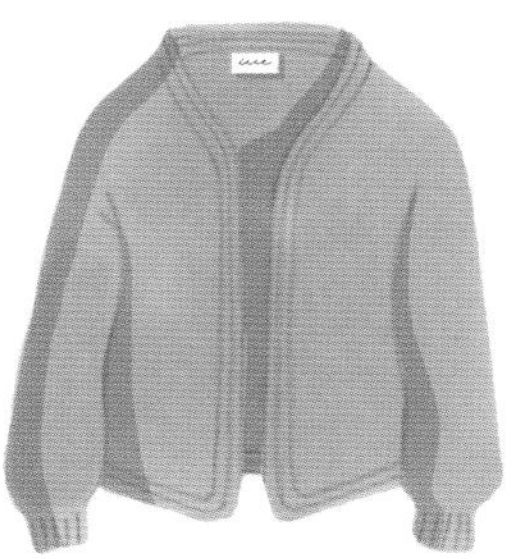

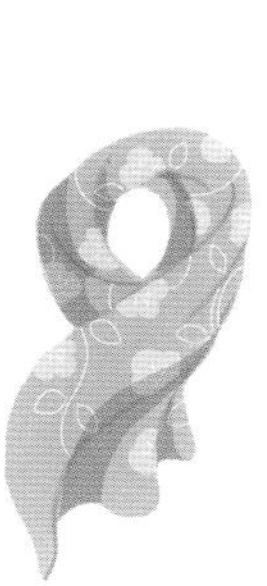

ホットフラッシュが起こる可能性を考えて、着脱のしやすいカーディガンやスカーフを活用しましょう

❷子宮への影響

LH-RHアゴニストの使用中は生理が止まります。タモキシフェンには生理を止める作用はありませんが、ホルモン環境が変わることで周期が狂うことがあります。性器出血、おりもの、膣の乾燥や膣炎などの症状が出ることもあります。

〈対処法〉

以前は、タモキシフェン内服中は定期的な子宮がん（体がん）検診を受けるべきだといわれていましたが、定期検診の効果ははっきりしません。たしかに閉経後の女性では子宮体がんが増えるというデータもありますが、その発生率は乳がんに比べて非常に低く、乳がん再発を抑えるという利益の方がはるかに大きいので、心配せずに内服しましょう。閉経前の女性では、子宮体がんが増えるというデータはありません。

以上のことより、タモキシフェンを内服しているという理由だけで定期的に子宮体がんの検診を受ける必要はありませんが、生理以外の性器出血や異常なおりものなどがあった場合は、すぐに婦人科を受診して検査を受けることが重要です。

❸関節症状

アロマターゼ阻害剤の主な副作用は関節の痛みやこわばりで、しばしば朝方に強く、リウマチのような症状が特徴です。手指の関節に多く、他に膝、肩、腰などに出ることもあります。飲み始めて数か月たってから出現することもあります。

〈対処法〉

確実な予防法はありませんが、症状を緩和したり出現を減らすには、手指～肘～肩をゆっくりと動かすストレッチがおすすめです。痛みが出ていない早期から、術後のリハビリを兼ねて行うことで、関節や筋肉のコンディションを保つように努めましょう。

痛みが強い場合は担当医に相談し、痛み止めを使う、他のアロマターゼ阻害剤かタモキシフェンに変更する、などを検討します。

❹骨密度の低下

エストロゲンには骨の健康を保つ働きがありますが、女性は閉経するとエストロゲンが減り、通常でも骨密度が低下するので骨粗鬆症に注意が必要です。骨粗鬆症になると些細なことで骨折しやすくなります。喫煙歴がある、痩せている、家族に骨粗鬆症の人がいる、ステロイド薬を常用している、などは骨粗鬆症の危険因子とされています。アロマターゼ阻害剤は閉経後に減少するエストロゲンをさらに減らすので、骨密度の低下には特に注意が必要です。

〈対処法〉

食事でカルシウムやビタミンDを十分摂取する、適度な運動をしたり日光にあたったりするなど、骨を強くする生活を心がけましょう。アロマターゼ阻害剤内服中は定期的に骨密度を測定し、必要に応じて活性型ビタミンD製剤やビスホスホネート製剤（内服、注射）など骨粗鬆症の治療薬を使ったり、タモキシフェンへの変更を検討したりします。

❺その他

タモキシフェンなどでは血が固まりやすくなる傾向、つまり血栓に注意といわれています。日本人女性で血栓が問題になることは少ないのですが、血栓症の既往がある方は処方前に担当医に申告しましょう。

血栓を起こしやすい手術を受ける際は、一時的に休薬する場合もあります。

タモキシフェンで気分が落ち込んだりうつ傾向になるという報告もありますが、実際には、なんとなく気分が変わっても「薬のせいかも」とわかれば気にならないという程度のことが多く、また、術後は薬と無関係に気分がふさぐこともあるのでどこまでが薬の影響かわからない場合もあります。明らかに「おかしい」と思う時は、早めに担当医に相談しましょう。

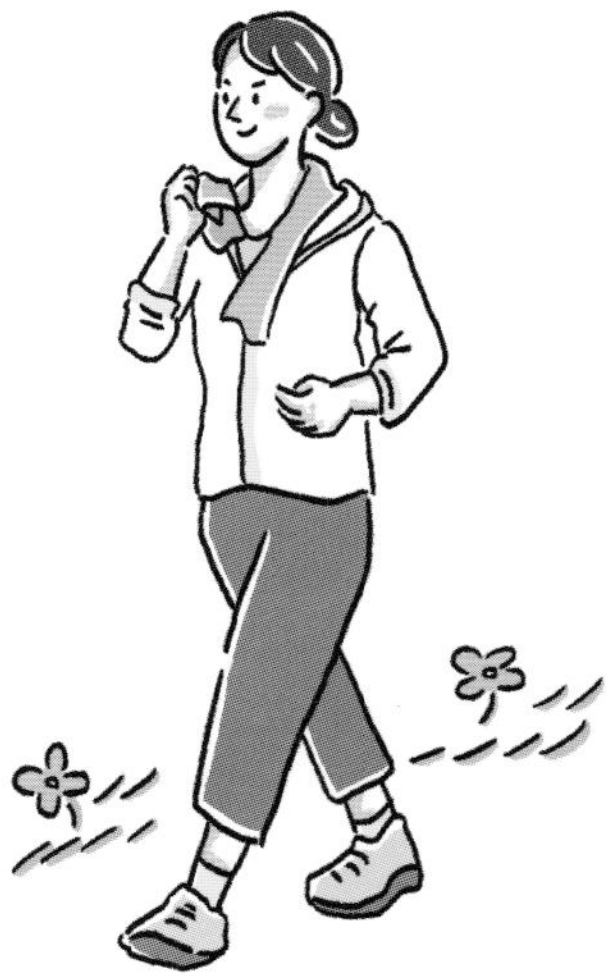

❷ 抗がん剤の主な副作用と対処法

❶好中球減少

抗がん剤の影響で血液細胞を作る骨髄の機能が一時的に低下し、特に白血球の中の好中球という成分の低下が多くの抗がん剤で起こります。乳がん術後に使う、アンスラサイクリン系やタキサン系の抗がん剤では、点滴後1～2週間頃に好中球が最低値となり、3週間程度で回復するので、採血して好中球数の回復を確認してから次のコースの点滴をします。

〈対処法〉

好中球が減ると、細菌と戦う力が弱くなります。人込みへの不要な外出は控え、外出時はマスク、手洗い、うがいなどの感染対策を徹底してください。虫歯があると好中球減少時に悪化することがありますから、気になる方はあらかじめ歯科のチェックを受けましょう。虫歯がなくても口の中は特に細菌が多い場所なので、うがいなどで清潔に保つことが重要です。

好中球が減るだけではあまり症状はなく、時に熱が出ることがありますが、抗生物質を飲むと多くは数日で解熱します。発熱時の対処法については十分確認しておきましょう。好中球の減少が著しい時や高熱が出た場合には、好中球を増やす薬を使うことがあります。あらかじめ好中球減少を予防する薬を使う場合もあります。

なお、「白血球が減ると免疫力が低下して体に良くないのでは？」という方が時々いますが、抗がん剤による白血球減少は一時的で、通常の免疫力には特に影響ありません。

❷吐き気、嘔吐

抗がん剤というと吐き気、と連想する方も多いかと思いますが、吐き気の強さは抗がん剤の種類によって異なり、たとえばタキサン系では吐き気はあまり気にならないことが多いです。

アンスラサイクリン系では吐き気が起こりやすいので、予防的に飲むアプレピタントという吐き気止めや、投与後に飲むステロイド剤など、最近では昔に比べて吐き気対策も発達しています。8割程度の人が吐き気を経験されますが、程度には個人差があり、強い吐き気が起きる人は2割程度ともいわれています。点滴当日夜または翌日から症状が出て、数日から長くても1週間ほどで治まり、3週間ごとの投与なら残りの2週間はほぼ通常の食事がとれます。

〈対処法〉

吐き気がある間は無理をせずに、食べられる範囲で口に合うものを食べ、水分を十分にとっておけば大丈夫です。水分もほとんどとれない場合や、処方された吐き気止めを使っても強い吐き気が治まらない時には病院で相談しましょう。

時に、抗がん剤を投与する前から気持ち悪くなってしまう「予測性嘔吐」があります。精神安定剤や軽い睡眠薬で治まることが多いので、点滴室に行くだけで吐き気がしてしまう方は担当医に相談しましょう。

❸脱毛

頭皮の細胞は活発に活動しているので、抗がん剤の影響を受けやすく、様々な抗がん剤で脱毛が起こります。乳がんの術前や術後に使われるアンスラサイクリン系やタキサン系の治療では、初回の点滴から2〜3週間で脱毛が起こり、通常かつら（ウィッグ）が必要な程度まで脱毛します。治療の終了後数か月から徐々に生え始めますが、生えそろうには半年〜

1年くらいかかります。

頭皮を刺激するパーマや毛染めなどは、抗がん剤使用中は避け、もとの髪が生えるようになってきてから再開しましょう。眉毛やまつげも抜けたり薄くなることがありますので、必要に応じてメイクなどで対応します。いずれは元通りの髪になることがほとんどですが、時に髪質が変わったり、稀に十分に生えそろわない場合もあります。

脱毛を完全に防ぐ方法はありませんが、抗がん剤投与の際に頭皮冷却装置（帽子をかぶって頭皮を冷やします）で脱毛を軽減する試みもあり、施設によっては導入しているので、希望のある方は医療スタッフに相談してみましょう。

〈対処法〉

脱毛前に準備を

髪が長い人はある程度短くしておくと、脱毛が始まった時の処理が楽ですし、精神的なショックも軽減されることでしょう。準備する時は、好みのウィッグを選ぶために時間に余裕を持つことや、特にオーダー品の場合はできるまでの日数も逆算して考えて、抗がん剤治療が決まったら早めに選び始めることをおすすめします。髪を切ったり脱毛が始まる前にもとの髪型を前後左右から撮影しておくと、ウィッグの髪型調整に役立ちます。

ウィッグの種類

ウィッグにはファッション用と医療用がありますが、ファッション用は基本的に、自毛がある上につける、必要な時だけ使用することを前提に作られています。抗がん剤治療中は、自毛がなく全体をカバーする必要があり、ダメージを受けている地肌に日常的につけるので、医療用の使用をおすすめします。

既製品、セミオーダー品、フルオーダー品があり、既製品は安価ですぐ手に入りますが、スタイルやサイズは決まった中から選ぶことになります。オーダー品は希望のスタイルやサイズに調整することが可能ですが、完成までに日数が必要で既製品より高価になります。

材質には、人工毛（合成繊維）、人毛、混合毛があり、それぞれ扱ううえでの長所・短所があります。

このように、医療用ウィッグにもいろいろなタイプがあり、値段もそれぞれですから、好みや生活パターン、予算などに合わせて検討してください。

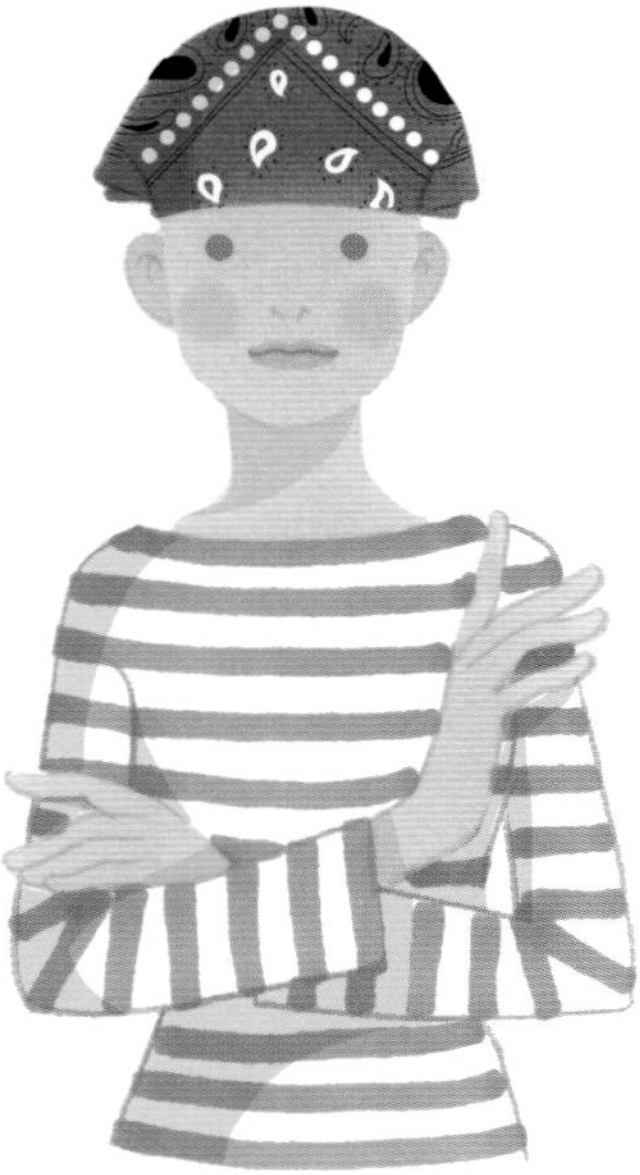

ウィッグのお手入れ方法

どの毛質の場合でも、できれば専用シャンプーの利用をおすすめします。頻度はウィッグを毎日使用して、夏場は1週間に1回、冬場は10日に1回がお手入れの目安です。また、販売店によってはメンテナンスやクリーニングを行っているので利用するのもよいでしょう。

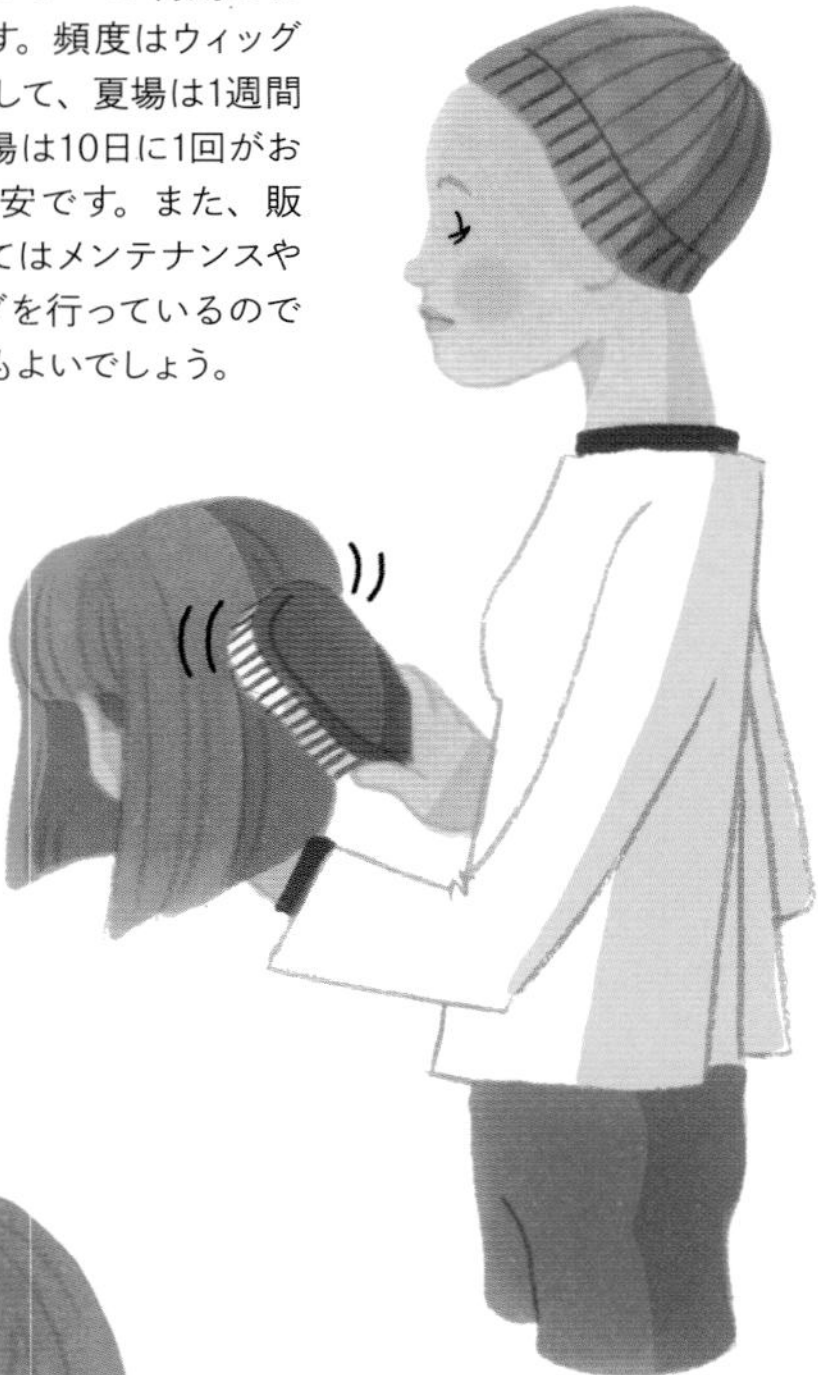

スカーフやバンダナ

スカーフやバンダナを頭に巻いても脱毛をカバーできます。三角形に折って後ろで結ぶ場合は、後頭部が全部隠れるくらいの大きさのものを使いましょう。眉毛のところまで深くかぶると眉毛や前髪の脱毛もカバーできます。また、巻き方をアレンジして楽しむのもよいでしょう。

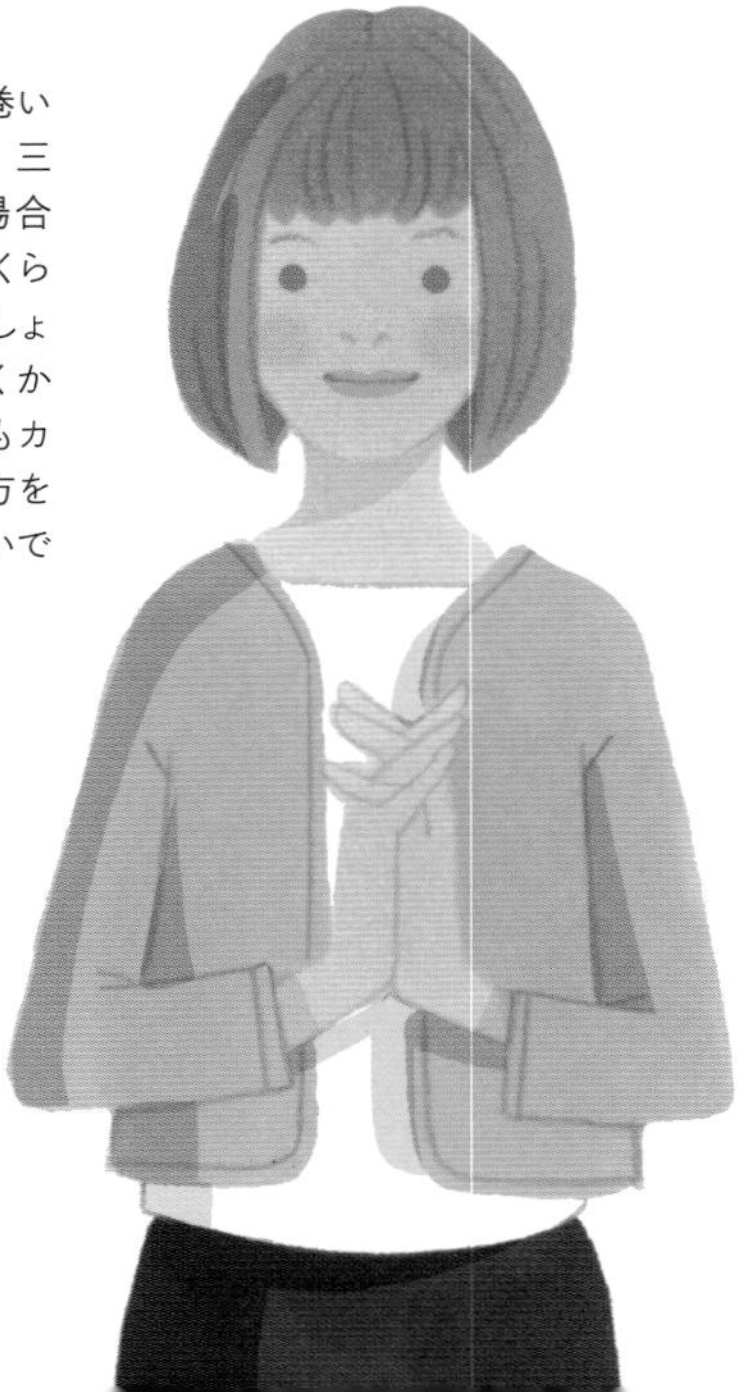

室内での工夫

家の中にいる時でもスカーフやバンダナ、フィットキャップをかぶっていると、髪の毛が床に落ちにくくなります。また、就寝時にも睡眠を妨げないようなフィットキャップやナイトキャップをかぶると、髪の毛が枕などにつきにくくなるでしょう。

外出時の工夫

外出時にウィッグ（かつら）や帽子などをかぶると、外見的なカバーだけでなく、寒さによる刺激や紫外線などから頭皮を保護することにもなります。

出典：学びの広場シリーズからだ編
『抗がん剤治療と脱毛』
―治療中の生活を少しでも快適に―
静岡県立静岡がんセンター

ウィッグの選び方

病院にいくつかのメーカーのカタログがあり、医療スタッフから説明が聞けますし、メーカーと連絡をとり、近くの店に行って直接相談しながら選ぶことができます。病院に業者の出張や院内美容室があれば利用するのもよいでしょう。

通信販売や、最近ではネットでの相談もありますが、できれば直接試着して買うことをおすすめします。治療期間から髪が生えそろうまで1年半〜2年程度使うことが多く、ある程度高価なものですから、治療が迫っているからといって慌てずに納得できるものを選びましょう。

帽子やスカーフ、バンダナの利用

季節や用途によっては、帽子やスカーフ、バンダナなどもウィッグがわりに活用でき、既成の「つけ毛」を組み合わせるとより自然に見えます。帽子は夏のUV対策にもなり、深くかぶれるタイプは髪がなくてもカバーできます。スカーフ・バンダナは巻き方の工夫でおしゃれを楽しめます。

外出用の他に、家でのリラックス時や寝る時に使うキャップもあるとよいでしょう。帽子には外見のカバーだけでなく、頭皮の保護や保温・保湿の役割もあります。綿など柔らかい素材でできた、頭をすっぽり覆うシンプルな形の帽子がウィッグと一緒に販売されていますし、手作りも可能です。

その他の脱毛対策

脱毛というとまず頭髪が気になるかと思いますが、抗がん剤の副作用による脱毛は、眉毛、まつげ、陰毛などにも起こります。

眉毛はまゆ墨で描くことでカバーできます。普段から描いている人は同じ要領でかまいませんが、全くないところに描くには目鼻や骨を目安に位置決めをします。眉がある時の写真を撮っておけば参考になります（100ページ参照）。

まつげは、つけまつげをつけたりアイラインでカバーします。サングラスやメガネは、外見カバーとともに、目にごみやほこりが入るのも防いでくれます。

❹末梢神経障害（しびれなど）

タキサン系抗がん剤では、投与回数が増えるにつれて手先や足先のしびれやピリピリ感が起こったり、感覚が鈍くなったりすることがあります。物を落としたり、歩く時につまずいたりしやすいので注意しましょう。

〈対処法〉

特効薬はありませんが、緩和する薬を使ったり、症状が強い時は休薬することもあります。いったん生じると症状が長引き、数か月から数年続くこともあるので、お仕事などで手先を使うことが重要な方は、あらかじめ担当医と相談しましょう。刃物でけがをしたり、料理中や熱湯などでやけどをしないように気をつけてください。

❺浮腫（むくみ）

ドセタキセルは投与回数を重ねると手足や顔のむくみ、体重増加、時に胸水などが出ることがあるので予防的にステロイドを投与します。

〈対処法〉

むくみが出た時には利尿剤を使います。動悸や、息が苦しいなどの症状が出た時には、すぐに担当医に相談しましょう。

❻皮膚症状

ドセタキセルでは、手のひらや足の裏が赤くなったり皮膚がむけたり発疹やかゆみが出ることがあります。内服薬のカペシタビンでは、手のひ

眉毛のカバー術

一般的な眉毛の描き方を紹介します。いろいろ試しながら、自分に似合うラインを見つけましょう。

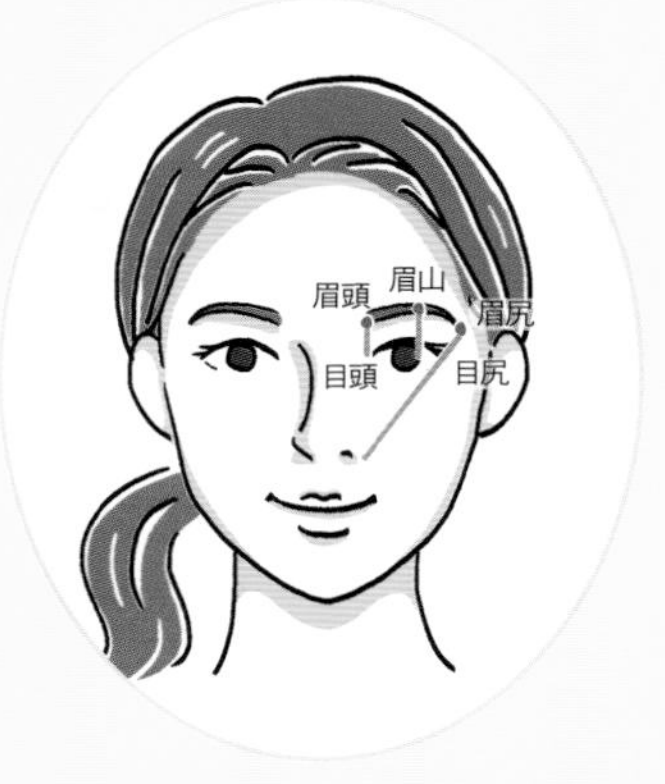

❶眉頭、眉山、眉尻の位置を決めます。
❷眉頭の 1cmほど外側のところから描き始め、眉山を進めます。
❸そのまま、眉尻まで筆を進めます。
❹①で描き始めたところから、眉頭までを描き足します。

【　なぜ脱毛するのか？　】

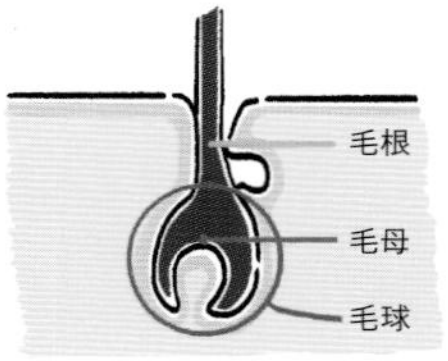

【毛の成長と脱毛】

体毛は､｢成長｣→｢成長停止｣→｢脱毛｣を繰り返しています。自然に毛が抜けるのは、この周期が繰り返されているためです。この周期を「毛周期」といいます。体毛は根っこにある毛母細胞（毛を作るもとになる細胞）の分裂によって成長します。
では、抗がん剤によって脱毛が起きるのはなぜでしょうか？　抗がん剤は分裂が活発な細胞に強く影響します。毛母細胞は、細胞分裂が非常に活発なため、抗がん剤の影響を受けやすく、その結果脱毛が起こるのです。「毛周期」は、髪の毛、眉毛、陰毛など体の部位によっても異なりますが、体毛の中で最も影響を受けやすいのが髪の毛なのです。

出典：学びの広場シリーズからだ編『抗がん剤治療と脱毛』―治療中の生活を少しでも快適に―　静岡県立静岡がんセンター

らや足裏の発赤がしばしば見られ、腫れや痛み、水膨れを伴うこともあり手足症候群と呼ばれます。

〈対処法〉

治療中はクリームやローションをこまめに塗って潤いを保ちましょう。発疹やかゆみが出たら軟膏や抗アレルギー薬で対処します。症状が強い時には休薬して改善を待つこともあります。

❼卵巣機能の抑制

抗がん剤で卵巣機能が抑えられ、しばしば生理が止まります。終了後に回復する場合もありますが、そのまま止まってしまう可能性もあります。

〈対処法〉

将来妊娠を希望する方は、抗がん剤投与を始める前に担当医とよく相談しましょう（132ページ参照）。

❽その他

口内炎、爪の変色や変形、筋肉痛、だるさなど、抗がん剤治療中にはいつもと違う様々な症状が起こり得ますが、いずれも一過性で、可能なものは適宜薬で対応します。

ごく稀ではありますが、間質性肺炎という重篤な肺炎が起こる場合があります。抗がん剤投与中に、強い息切れ、呼吸困難、止まらない激しい咳などの症状がある時は、早めに病院を受診しましょう。

❸分子標的薬の主な副作用と対処法

❶トラスツズマブ、ペルツズマブ

この2剤は、乳がんの術前・術後に計1年間と比較的長期に使用します。初回投与時には、投与中～1日以内に発熱や悪寒が起こることがあり、インフュージョンリアクションと呼ばれます。また、数%ですが心臓への影響が出ることがあります。

〈対処法〉

インフュージョンリアクションは解熱鎮痛剤の投与で抑えられ、2回目以降の投与では自覚するような副作用はほとんどないので、普通の生活や仕事をしながらの治療が可能です。心臓については心臓超音波などで定期的にチェックします。動悸や息切れが強い時には申告しましょう。

❷その他の分子標的薬

分子標的薬はそれぞれ作用する標的が違うので、副作用もそれぞれ異なります。

免疫チェックポイント阻害剤では、免疫に関連して抗がん剤とは異なる様々な臓器の副作用が起こり得るので、注意すべき症状をよく聞いておく必要があり、副作用が出た時には他科とも連携しながら治療します。

副作用が出た場合

副作用には個人差があり、挙げられている副作用がすべて出るわけではありませんから、使う前から過度に心配する必要はありません。薬などの適切な対応で軽減できる場合もあります。それでも副作用が強い場合には、投与間隔を空ける、量を減らす、薬を変える、中止するなどの対応をします。

術前・術後の抗がん剤治療の場合

抗がん剤治療中は、いつも通りというわけにはいかず何らかの体調不良は起こります。しかし術前・術後の抗がん剤治療はがん細胞を根絶できる最初で最後のチャンスであり、期間も数か月で終了しますから、決められた量や投与間隔を可能な限り守ることが重要となります。そのためには、副作用を軽減できる薬などは積極的に利用し、ある程度の症状は一時期我慢することも必要になります。ただし、我慢してはいけない症状もありますから、担当医によく聞いておきましょう。

術後のホルモン療法の場合

ホルモン療法は、5〜10年と長丁場になりますから、日常生活や仕事をしながら長期間飲み続けられるような薬や副作用対策を選んでいくことを考えましょう。

再発治療の場合

再発治療の目的はがんの根絶ではなく、生活の質を保ちながらできるだけ長生きすることで、可能な限り長い期間続けます。そのため、副作用が強い場合は、時に投与量や間隔を調節して、無理のない治療をしていくことも必要になります。

Memo

アレルギー反応とインフュージョンリアクション

どんな薬でもアレルギー反応が起こる可能性はありますが、乳がんの初期治療に使う抗がん剤の中でアレルギーが比較的起こりやすいのは、タキサン系のパクリタキセルやドセタキセルです。抗がん剤の前にステロイド剤や抗アレルギー剤を投与して、アレルギーが起こるのを防止します。

インフュージョンリアクション(輸注反応)はトラスツズマブやペルツズマブなどの主に分子標的薬の投与中から通常1日以内に起こる発熱や悪寒などの症状で、アレルギー反応と似ていますが、起こる仕組みは異なるとされています。

放射線治療の副作用と対処法

放射線治療の最も多い副作用は皮膚炎ですが、再発予防の効果を考えるとメリットの方が大きいといえます。

皮膚炎や肺炎の症状に注意を

放射線治療で最も多い副作用は皮膚炎です。照射開始後しばらくして、照射範囲の皮膚が軽いやけどのように赤くなってひりひりしたりかゆみが出たり、時に皮がむけたりします。軟膏で対応すれば、照射後徐々に回復しますが、照射した皮膚に少し硬さが残ったり、汗や皮脂の分泌が減ってかさかさしたりすることがあります。

乳房温存術後に放射線をあてると、乳房が少し縮んで小さくなったり硬くなったりすることがあります。放射線をあてた乳房からは出産してもほとんど乳汁は出ませんが、反対側の乳房からは通常通り授乳ができます。

乳がん術後の放射線治療では、肺にも少し放射線があたるので、治療後数か月して放射線肺炎が起こることがあります。実際に肺炎の症状が出る頻度は低く、1~3%程度です。無症状のまま、肺のレントゲンやCTで照射した部位に影が写ることもあります。もし放射線治療から数か月たって、咳や微熱が続いたり息苦しさなどの症状がある場合には、担当医に相談するか、他の施設を受診した場合には放射線治療をしたことを必ず話しましょう。肺炎が起こった場合も、適切な治療を行うことで治癒します。

治療回数が重なるうちに、時に疲れやだるさが出ることもありますが、乳がん術後の放射線治療では、抗がん剤のように髪の毛が抜けたり吐き気が起こることはありません。

放射線治療後に何年もたって他のがん（二次がん）ができるリスクはゼロではありませんが非常にわずかで、放射線で再発を予防できるという利益の方がはるかに大きいといえます。

臨床試験や治験を勧められました どう考えればいい？

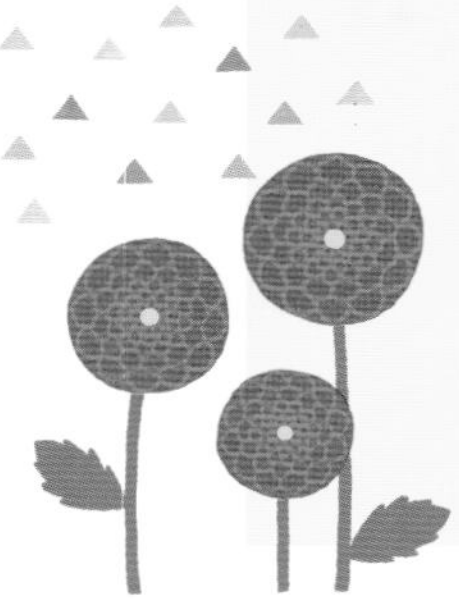

「臨床試験」というのは、新しい治療法を従来の治療法と比較して、科学的・客観的に効果や安全性を確かめるための試験です。臨床試験の中で、厚生労働省から新薬の承認を得るために行うものを「治験」と呼びます。

通常、一定の条件の多くの患者さんに、従来の治療法と新たな治療法のどちらかを行ってデータをとらせていただき、効果や副作用などに差があるかどうかを調べます。どちらの治療になるかは自分で選ぶわけではなく試験担当者の方で指定して、試験によっては（客観的に判断するために）患者さん自身に知らされない場合もあります。

新しい治療法は怖い？

臨床試験の対象となる治療は、それまでのデータや経験からおそらく安全で効果があるだろうと予測される、将来の標準治療候補です。試験は綿密に計画され、倫理委員会のチェックを受けて承認された方法で行われますから、従来の治療に比べて大きな危険はないと予測されます。もちろん未知の部分もありますから、副作用なども含めて十分説明を受けてから決めましょう。

新しい治療を受けたいから治験に参加する？

新しい治療と従来の治療のどちらを受けるかは試験事務局の方でランダムに指定されることが多く、新しい治療を受けられるとは限りません。また、新しい治療＝良い治療なのかは試験の結果でわかることなので、新しい治療にあたった方が得だとも限らないのです。治験では、未承認の新薬を（たとえ2分の1の確率でも）いち早く使える可能性が出てくるわけですが、その効果や安全性はあくまで治験の結果で証明されるということは理解しておきましょう。

従来の治療にあたったら損？

臨床試験では、現在最良と思われる標準治療と新しい治療とを比較します。従来法にあたった場合には臨床試験に参加しなかった時に受ける治療と同じか同等の治療を受けるということになり、決して損をすることはありません。ただし、標準治療が複数ある時に、臨床試験に参加することで治療が規定される場合もあります。「試験に参加しなかったらどんな治療があるのか」についてしっかり聞いてから決めましょう。

臨床試験に参加する意味は？

現在あなたが受けている治療も、過去の臨床試験を経て確立された治療です。臨床試験に参加することは、あなたと同じ病状の患者さんに、将来より良い治療を提供することにつながります。

臨床試験には大勢の患者さんの協力が必要ですが、参加できるのは、試験を行っている施設で一定の病状や体調の条件を満たした方だけ。あなたがその条件を満たした時に、将来の患者さんのためにという意義を感じたなら、まず説明を聞いてみてはいかがでしょう。疑問点は遠慮なく質問して、納得できたら参加しましょう。説明を聞いたうえで参加しなくても、全く問題ありません。参加に同意した後でも、途中で参加をとりやめることは可能で、それにより差別や不利益を被ることもありません。

試験では決められた時期に指定された検査や経過観察が必要になりますから、参加したら自覚を持って検査を受け通院をしてください。医療者はそのために万全のサポート体制をとっています。

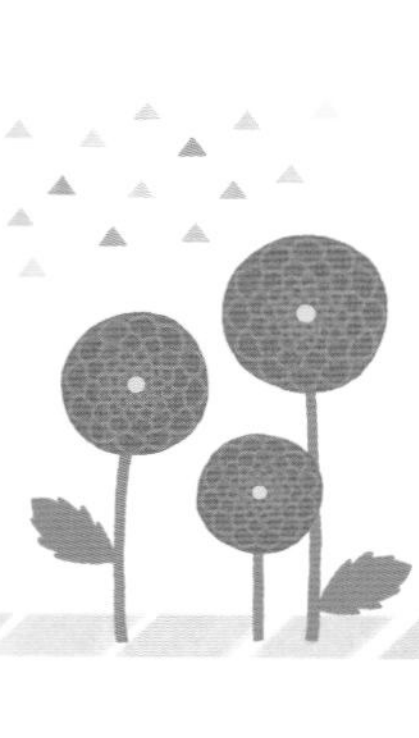

Chapter 05

術後の定期検診と再発のこと

術後の検診は問診と乳房チェックがメイン

術後の定期検診は、問診、視触診と年1回のマンモグラフィを行います。

推奨される検査項目

術後の定期検診で行う意義が証明されているのは、定期的な医師の診察と年1回のマンモグラフィの2つです。日本人では、マンモグラフィを補う目的で乳房超音波検査も追加することが最近のガイドラインで推奨されています。

定期的な診察は、術後早期は3～6か月ごと、その後は6か月～1年ごと、術後5年を過ぎれば1年ごとに行われるのが一般的です。再発を疑う症状がないか、ホルモン療法中は薬が飲めているかなどについて問診し、手術した胸の状態や反対側の乳房について視触診を行います。

マンモグラフィや超音波では、温存した乳房での再発や反対側の乳房にがんがないかを検査します。これらは早期発見して早く治療を開始することで治癒率が上がることが期待できます。

遠隔転移を見つけるための全身検査は必要ないの？

以前は、肺、骨、肝臓など全身への転移を見つけるために、胸部レントゲン、CT、骨シンチグラフィーなどの検査を定期的に行っていましたが、過去の研究結果によると、検査で転移を早く見つけて治療を開始しても、症状が出てから治療を開始しても、残念ながら最終的な生存期間に差は出ませんでした。つまり、早く見つけると治療期間が長く、遅く見つけると治療期間が短くなるものの、最終的に治療が効かなくなる時期は同じだったということになります。

一方、検査によっては被ばくや造影剤のアレルギーなどの問題もあり、医療費もかかりますから、効果がはっきりしない検査を一律に施行することは勧められません。全身の転移検査は、再発が疑われるような症状や兆候があった場合に行うのが現在のやり方です。

腫瘍マーカーについて

　腫瘍マーカーは、がんが増えた時に血液中に増える物質です。乳がんではCEA、CA15-3などが代表的で、これらが上昇するがんでは再発した際の治療効果を見るために役立ちます。以前は隠れた再発を見つける目的で検査されていましたが、これも転移の画像診断と同様、生存期間が延びる効果は示されていないので、今は術後の定期検査としては勧められていません。

　実際には、ホルモン療法中の副作用や経過観察中の全般的な体調をチェックするために、年1～2回くらいは採血するので、そのついでに腫瘍マーカーも調べられていることが多いです。明らかな上昇時は再発がないか追加検査をしますが、個人差や変動幅もあり、また再発があっても必ず上がるとは限りませんから、腫瘍マーカーの動きにあまり一喜一憂する必要はないでしょう。

いつまで定期検診をするか

　術後の経過観察をいつまで続けるかの規定はありませんが、術後10年以降の再発は非常に少なくなるので、多くの施設では術後10年まで再発がなければ経過観察を終了しています。

　その後は自分の責任で検診を受けることになります。2年に1回のマンモグラフィは自治体の検診でも可能ですが、毎年受けたい場合や超音波もとなると、検診センターや人間ドックなど有料の任意型検診を、ご自身で選択して受けてください。10年以降もこのまま病院で検査を受けたいという方もいますが、病院での検査は保険診療、つまり医師が必要と認めて国民医療費（税金）を使って行う検査なので、個人の希望だけではできません。

　経過観察中も終了した後も、ブレスト・アウェアネス（プロローグ参照）はとても重要です。いつもと違う乳房の状態に気づいた時には、検診ではなく病院をすぐに受診してください。

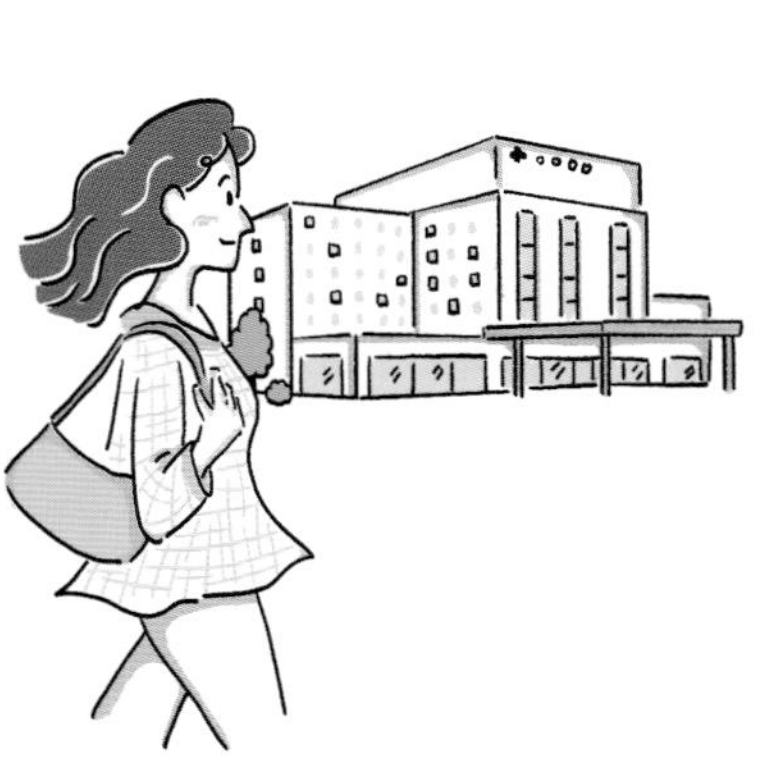

再発がわかったら

再発には、手術した乳房の周囲に生じる「局所再発」と、乳房以外の臓器や骨に生じる「遠隔再発」があります。

再発の意味

がんの「再発」というのは、いったん消失したがんが「再び発生すること」ではありません。「治療しても完全に消えずに残っていた目に見えないがん細胞が、後に増殖して姿を現した状態」が再発です。

　がん細胞がばらばらに存在していたり、塊を作っていても微小な場合には、症状は出ず検査でもわかりません。術前や術後の薬物療法は、手術範囲外にこのようながん細胞が残っていると仮定して、それを根絶するために行います。それでもがんが残ってしまい、それが徐々に増殖す

乳がんの再発が起こりやすい部位

日本乳癌学会の全国集計より、
最初に再発した部位別の割合を計算
（2004 年に発生した乳がんの5年後までの再発）

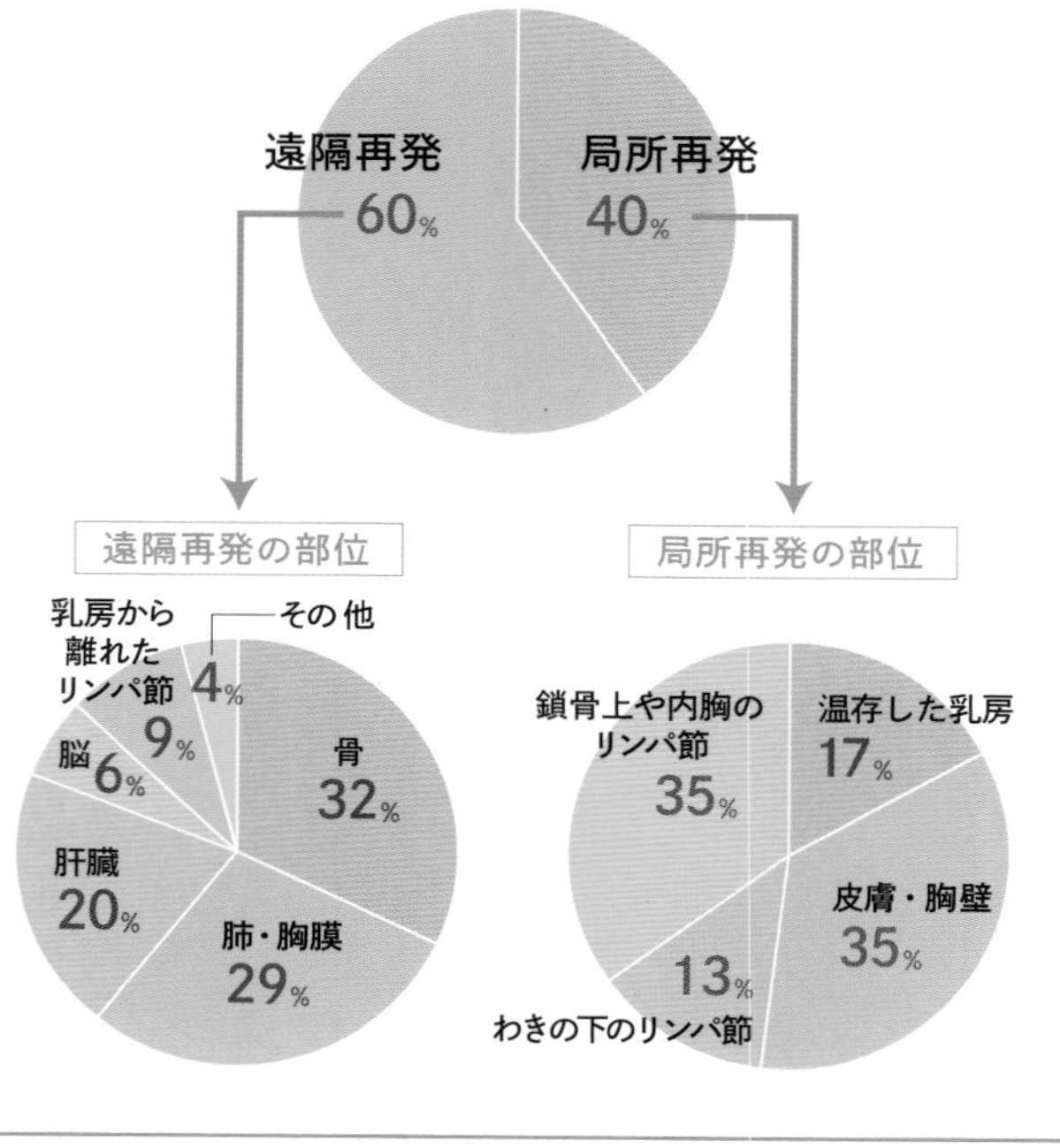

ると再発として見つかるわけです。つまり、再発は「最初の治療でがんが根絶できなかったことが明らかになった状態」ともいえます。

乳がんの再発は、術後2〜3年以内、あるいは5年くらいまでに起こることが多いですが、中には10年以上過ぎてから起こる場合もあります。一般にトリプルネガティブタイプでは早期に再発が起こりやすく、ルミナールタイプでは再発までの年月が長くなりがちです。

再発の種類を知る

乳房全切除した後の胸の皮膚や筋肉（胸壁といいます）や、温存した乳房、周囲のリンパ節に生じた再発は「局所再発」と呼ばれます。これらは手術で取り残したり放射線で抑えきれなかったりしたがん細胞からの再発です。この再発のみの場合には、状態によっては手術で切除して再びがんを根絶できる可能性もあります。

これに対し、乳房以外の臓器や骨、乳房から離れたリンパ節や皮膚などに生じた再発を「遠隔再発」と呼びます。がん細胞がリンパや血液の流れに乗って体内を巡った結果生じた再発で、この場合、検査でわかる病巣以外にも体を流れているがん細胞が存在するため、がん細胞を根絶することは難しくなります。

他の臓器にがんが転移した場合、その臓器原発の（その臓器から発生した）がんとは区別する必要があります。たとえば「乳がんの肺転移」は「肺がん」ではなく、乳がんから飛び火した乳がんの性格を持った病巣であり、乳がんに効く薬で治療します。乳がんの転移なのかその臓器原発のがんなのかは、画像検査や針生検で診断したり、経過や病状を総合して判断します。

Memo

乳がん以外の健診について

推奨される検査項目を見ると、術後の定期検診は、ほぼ「乳がん検診」であることがわかります。つまり、乳がん以外の検査は行っていないことになり、仮に進行した他のがんや重度の糖尿病などがあっても気づかれない可能性があるのです。他のがんや成人病などに関する自治体の健診は受けておくことをおすすめします。一般健診がきっかけで乳がんの再発が見つかることもあります。

再発の部位と症状

遠隔再発が起こりやすい場所は、骨、肺や胸膜、肝臓、脳などです。症状に気づいたらすぐに受診しましょう。

再発発見のきっかけは？

局所再発は、自分でしこりや皮膚の変化に気づいたり、定期的に行うマンモグラフィや超音波検査で見つかることもあります。乳がんの遠隔再発が起こりやすい場所は、骨、肺や胸膜（肺を包んでいる膜）、肝臓、他には脳などです。

骨転移の多くは痛みで気づきます。進行すると転移した部分の骨折で気づくこともあります。ただし、転移しやすいのは背骨や肋骨、股関節など主に体幹に近い骨で、たとえばホルモン療法中に手指の骨が痛んでも転移と結びつける必要はありません。膝の痛みも、多くは膝関節症など整形外科的な疾患です。腰痛は転移の可能性もありますが、加齢による変化の方が高頻度なので、まず整形外科で相談し、その際に乳がん術後であることをしっかり伝えましょう。一般に、慢性的で痛みと軽快を繰り返す場合には転移の可能性は低いですが、新たに生じた痛みが継続したり徐々に強くなったりする場合には転移を疑って相談することをおすすめします。

肺や胸膜への転移は、頑固な咳、息切れや呼吸困難などの症状で気づいたり、一般健診の胸部レントゲンで異常を指摘される場合もあります。

肝転移は、進行すると肝機能障害がみられたりしますが、自覚症状は出にくい臓器です。

脳転移は、頭痛やめまい、けいれん、手足や顔の一部のまひやしびれ、理由のない突然の強い吐き気や嘔吐などで気づく場合があります。

日常の症状の多くは乳がんと無関係です。気になる症状を気軽に相談でき、再発を疑えば乳がん治療施設をすすめてくれるような、地元のかかりつけ医を持っておくとよいでしょう。

再発部位別の症状

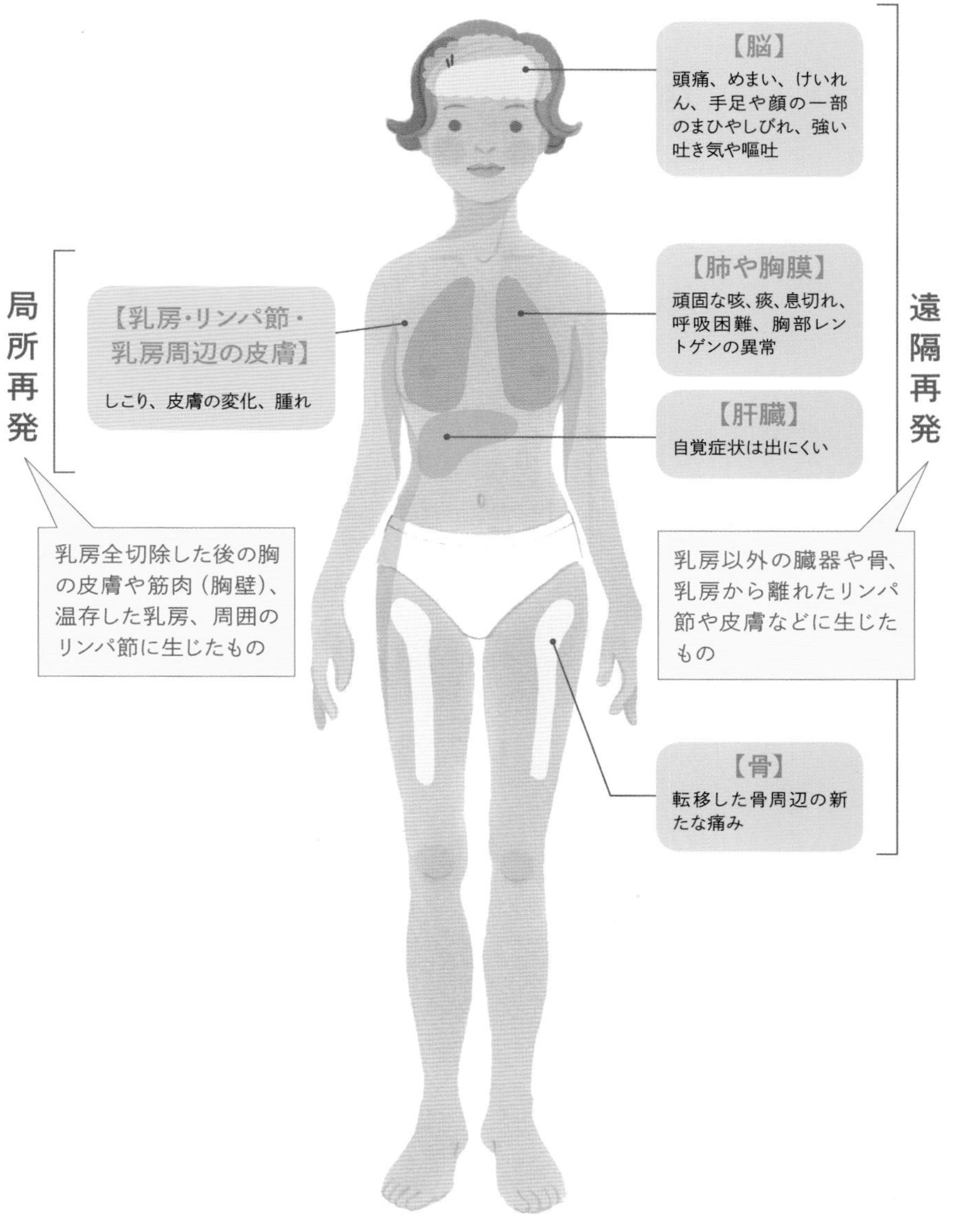
【脳】
頭痛、めまい、けいれん、手足や顔の一部のまひやしびれ、強い吐き気や嘔吐
局所再発
【乳房・リンパ節・乳房周辺の皮膚】
しこり、皮膚の変化、腫れ
【肺や胸膜】
頑固な咳、痰、息切れ、呼吸困難、胸部レントゲンの異常
遠隔再発
【肝臓】
自覚症状は出にくい
乳房全切除した後の胸の皮膚や筋肉（胸壁）、温存した乳房、周囲のリンパ節に生じたもの
乳房以外の臓器や骨、乳房から離れたリンパ節や皮膚などに生じたもの
【骨】
転移した骨周辺の新たな痛み

再発治療の実際

局所再発の一部では手術を、遠隔再発では薬物療法を行うのが一般的です。脳転移の場合は放射線療法が選ばれます。

局所再発

温存した乳房への再発や、センチネルリンパ節生検後や手術で十分切除されていない場合のわきの下のリンパ節への再発は、他の部位の再発がなければ、通常手術で切除します。術前か術後に病状に応じた薬物療法を行い、必要があれば放射線を組み合わせるなど、初回の治療に準じて、がんを根絶することを目指した治療が行われます。

乳房全切除後の胸壁再発は、限局したもの（小さなしこりが1個できた場合など）なら切除の対象となり得ますが、広く分布したり周囲に広く赤味がある場合などは手術の対象にはならず、薬物療法と、以前に照射していなければ放射線照射をすることもあります。

胸骨の脇のリンパ節（内胸リンパ節）や鎖骨の上のリンパ節への再発の治療は薬物療法が主体となり、放射線治療が加わる場合もあります。

一般的な遠隔再発

他の臓器や骨、乳房から離れたリンパ節などへの遠隔再発は、通常手術の対象になりません。わかっている病巣だけを切除しても目に見えないがん細胞が体内に残ってしまうので、手術をしても生存率が上がらないからです。遠隔再発の治療では、全身のがん細胞を退治するための薬物療法を行います。

ただし、肺にしこりができて、肺原発の（肺の細胞から発生した）肺がんなのか、乳がんからの転移なのかが検査で決められない場合には、肺がんか乳がんの転移かの診断目的を兼ねて肺の病巣を切除することもあります。この場合も、手術で乳がんの転移とわかれば薬物療法を加えます。

骨転移では、痛みをとったり骨折を予防したりするために、薬物療法に加えて放射線治療を行う場合もあります。

脳転移

脳にはバリアがあって薬が届きにくいとされており、通常の抗がん剤治療やホルモン療法の効果がほとんど期待できません。転移が1個だけで切除できる場所にある時に限って手術対象になる場合もありますが、脳転移の主な治療は放射線療法です。脳全体に照射する全脳照射と、病巣のみを狙って照射する定位放射線照射とがあります。

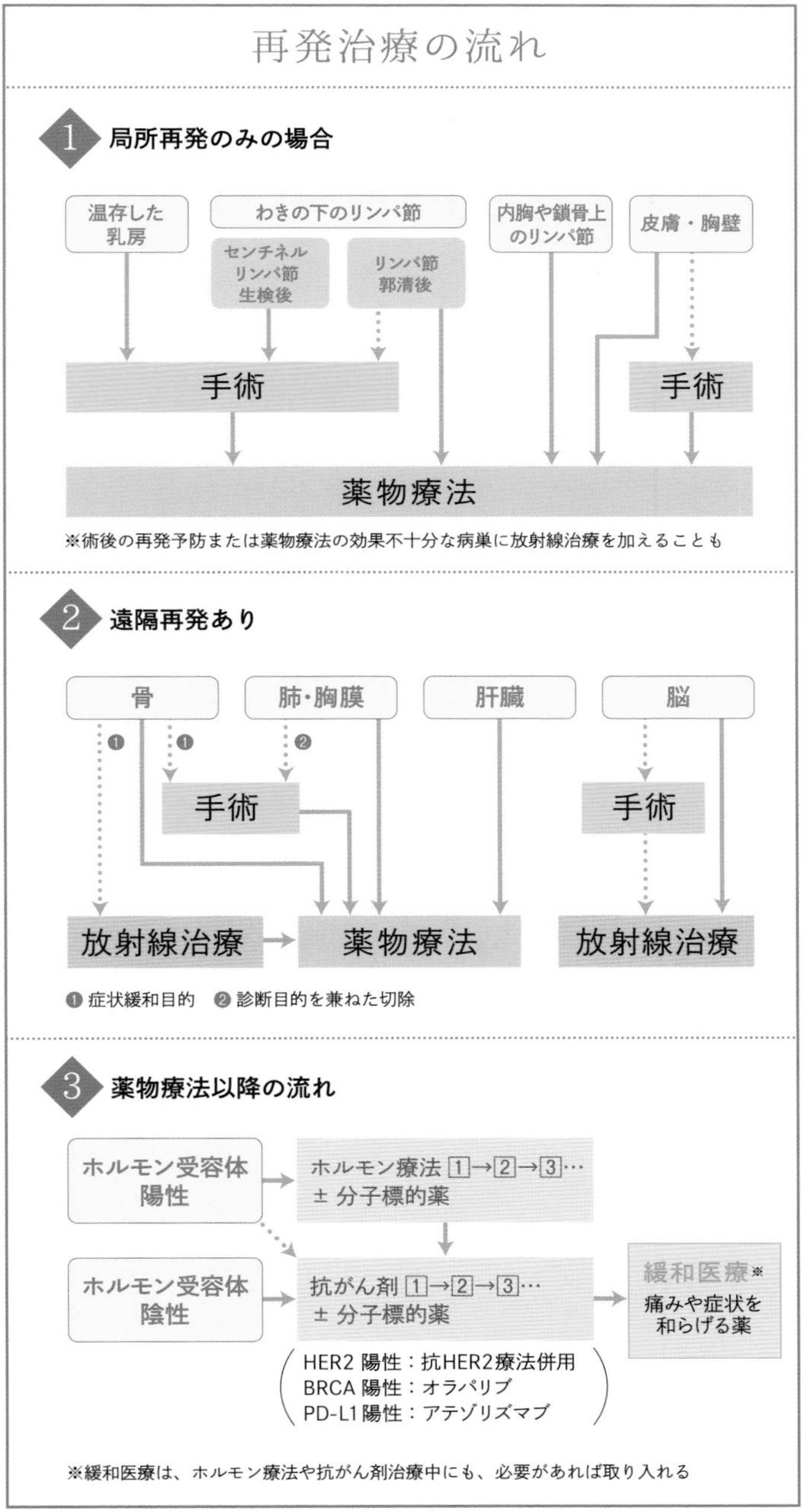

再発に対する薬物療法

再発に使える薬は非常に多くあります。再発の薬物療法の場合、投与期間は一律ではありません。

再発に使える薬は数多くある

乳がん再発に使える薬には非常に多くの種類があります。ホルモン受容体陽性乳がんでは、ホルモン療法から開始し効果が見られなくなったら抗がん剤を使っていきます。ホルモン受容体陰性の場合は抗がん剤を使います。ハーツー陽性タイプでは抗ハーツー療法を併用します。その他の分子標的薬は、その適応に応じて、ホルモン療法や抗がん剤と組み合わせて使います。

骨転移がある場合には、ホルモン剤や抗がん剤とともに、デノスマブやゾレドロン酸という、骨を壊す破骨細胞の働きを抑える薬を使います。骨転移による痛みや骨折などの症状が出るのを抑える作用があり、3～4週間ごとに注射します。稀ではありますが、顎骨壊死といって顎の骨が溶ける副作用があるので、歯科のチェックを受け、口腔内を清潔に保つことが重要です。

薬ごとに投与量や投与間隔は決まっていますが、再発治療では、術前・術後の治療のように、コースや期間は決まっていません。ひとつの治療を試して効果があれば続け、効かなくなったり副作用が強くて使えない時には別の治療に変更していきます。

再発は初回治療後に残ったがん細胞がある程度のボリュームまで増えた状態なので、そこからがん細胞をすべて消すのは、現在の薬物療法では非常に困難であると考えられています。また、治療が効いて仮に検査ではがんが消えたように見えても、がん細胞が完全に消失したことを証明するのは不可能です。そのため、無理にがんを根絶しようとするのではなく、がんと共生しながら、生活の質を保ってできるだけ長続きすることを目指して治療を続けていきます。

治療を続けた結果、効く薬がない時や、病状の進行や体力低下で治療が続けられない場合には、痛みや苦しみをとる緩和医療に専念します。

乳がんに使われる主な薬剤

ホルモン療法

分類と薬品名	薬品名	適応、使用法、特徴など
抗エストロゲン剤		
•タモキシフェン	ノルバデックス	内服、閉経前後ともに使われる
•トレミフェン	フェアストン	内服、タモキシフェンに準じて使われる
•フルベストラント	フェソロデックス	閉経後（閉経前ではLH-RHアゴニストと併用）、転移・再発乳がん、4週間ごとに皮下注射
LH-RHアゴニスト		
•ゴセレリン	ゾラデックス	閉経前、皮下注射、1か月または3か月ごと
•リュープロレリン	リュープリン	閉経前、皮下注射、1か月、3か月、6か月ごと
アロマターゼ阻害剤		
•アナストロゾール	アリミデックス	内服、閉経後
•レトロゾール	フェマーラ	内服、閉経後
•エキセメスタン	アロマシン	内服、閉経後

抗がん剤

一般名	商品名	適応、使用法、特徴など
•ドキソルビシン	アドリアシン	AC、CAF療法として使用
•エピルビシン	ファルモルビシン	EC、FEC療法として使用
•シクロフォスファミド	エンドキサン	AC、CAF、EC、FEC療法などに使用
•フルオロウラシル	5－FU	CAF、FEC療法として使用
•ドセタキセル	タキソテール	単独で、またはシクロフォスファミドと合わせてTC療法としても使用
•パクリタキセル	タキソール	毎週、または3週間ごと、アルコールを含む
•ナブパクリタキセル	アブラキサン	パクリタキセルの成分でアルコールを含まない
•カペシタビン	ゼローダ	内服抗がん剤、主に転移・再発乳がんに使用、副作用：手足症候群
•テガフール・ギメラシル・オテラシルカリウム配合剤	ティーエスワン	内服抗がん剤、主に転移・再発乳がんに使用
•エリブリン	ハラヴェン	転移・再発乳がんに使用
•ビノレルビン	ナベルビン	転移・再発乳がんに使用
•ゲムシタビン	ジェムザール	転移・再発乳がんに使用
•カルボプラチン	パラプラチン	転移・再発乳がんに使用

分子標的薬、その他（*以外は転移・再発乳がんのみで使用）

一般名	商品名	分類	投与法、適応、特徴など
•トラスツズマブ *	ハーセプチン	抗HER2薬	点滴、HER2陽性、術前・術後にも使用
•ペルツズマブ *	パージェタ	抗HER2薬	点滴、HER2陽性、術前・術後にも使用
•トラスツズマブ・エムタンシン *	カドサイラ	抗HER2薬	点滴、トラスツズマブと抗がん剤を合わせた薬、術後にも使用
•ラパチニブ	タイケルブ	抗HER2薬	内服、トラスツズマブ無効のHER2陽性乳がんに
•トラスツズマブ・デルクステカン	エンハーツ	抗HER2薬	点滴、トラスツズマブと抗がん剤を合わせた薬
•ベバシズマブ	アバスチン	血管新生阻害薬	点滴、パクリタキセルなどと組み合わせて使用
•エベロリムス	アフィニトール	mTOR阻害薬	内服、ホルモン療法と併用、HER2陰性
•パルボシクリブ	イブランス	CDK4/6阻害薬	内服、ホルモン療法と併用、HER2陰性
•アベマシクリブ	ベージニオ	CDK4/6阻害薬	内服、ホルモン療法と併用、HER2陰性
•オラパリブ	リムパーザ	PARP阻害薬	内服、BRCA陽性乳がん
•アテゾリズマブ	テセントリク	抗PD-L1抗体（免疫チェックポイント阻害剤）	点滴、PD-L1陽性のトリプルネガティブ乳がん
•デノスマブ	ランマーク	抗RANKL抗体	皮下注射、骨転移に伴う症状を抑える
•ゾレドロン酸	ゾメタ	ビスホスホネート（分子標的薬ではない）	点滴、骨転移に伴う症状を抑える

再発した方へ

再発治療では、医師以外にも看護師、薬剤師、心理士などその他のスタッフと協力して治療にのぞみましょう。

「再発＝死」ではない

再発を告げられた時には、皆さん非常にショックを受けます。「再発＝死」と考える方も多いでしょう。でも、決してそうではありません。

乳がんの再発は無症状のことも多く、症状があっても薬で軽減して、これまで通りの生活や仕事を続けながら治療できるケースも多いのです。必ずしも明日からの生活がすぐに変わってしまうわけではありません。完治は困難ですが、薬がうまく効けばがんを小さくしたり検査上消失させられる場合もあります。薬の種類も多く、ある薬が効かなくなっても、次の薬を試すことができます。そうしてがんと付き合いながら、何年も、時には再発後10年を超えても元気で治療を続けている方や、寿命を全うされる方もいるのです。また、乳がんの治療、特に薬物療法は非常なスピードで進歩しています。特に分子標的薬は年々新たな薬が開発され、あなたがこの本を読んでいる時点で、すでにここには書かれていない治療が可能となっているかもしれません。もちろん、中には短期間で悪化するケースや薬が効かないケースもあります。乳がんの性格も再発の病状も非常に様々ですから、いたずらに落ち込む前に、まず自分の病状を聞いてみましょう。再発とわかった当初は落ち着いて聞くことは難しいかもしれません。聞くのが怖い気持ちもあるでしょう。ただ、ごく一部の急を要する場合を除けば、少し考える時間はあるはずです。当面の治療を開始しながら、その後の治療を考えていくことも可能です。

自分のがんのタイプに合った治療は何か、どの程度期待が持てるのか、日常生活への影響などを十分に聞き、生活様式や仕事について希望があれば遠慮なく話して、治療と生活とのバランスをとりましょう。看護師や薬剤師、心理士などフルに活用しながら相談をしてください。

Column

「再発」と「転移」

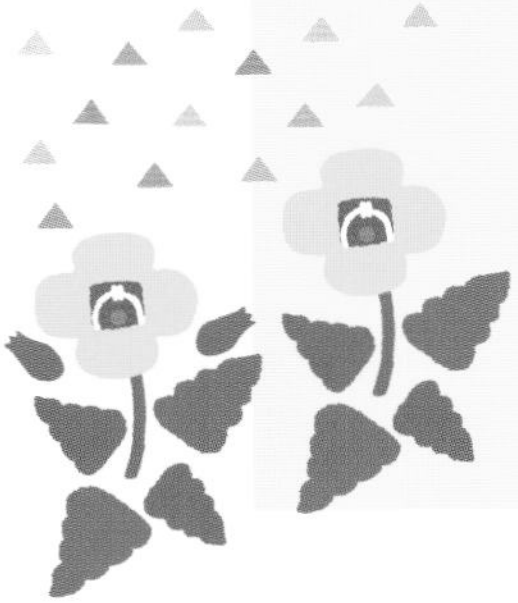

「再発」と「転移」とは見ている角度が違う言葉

再発という言葉と転移という言葉はしばしば同じように用いられ、実際に重なる場合が多いのですが、時に「私は再発ですか？　転移ですか？」と聞かれることもあるので、ここで少し整理しておきましょう。

「再発」と「転移」とは見ている角度が違う言葉です。がん発生の元となった病巣（乳がんでは乳房の病巣）を原発巣といい、がん細胞がそれ以外の場所に流れていって、いわば飛び火した病巣を作ることを転移といいます。つまり転移は、原発巣とは離れているという「場所」を示す言葉です。

これに対し再発は、いったん治療が終了し、後日病巣が見つかるという、「時間」を示す言葉です。したがって、術後の乳房や胸壁に生じた局所再発は、再発ではありますが転移とはいいません。

最初の手術の時点でがんがリンパ節に及んでいると「リンパ節転移がある」といいますが、これは転移であっても再発ではありませんし、わきの下のリンパ節転移は手術で取り除くことが可能です。

転移の中で、乳房やその周囲のリンパ節以外の、臓器や骨、乳房から離れたリンパ節や皮膚などに生じた転移を「遠隔転移」と呼び、これらは手術で取り除くことができません。ステージⅣの乳がんでは、最初に見つかった時点で遠隔転移がありますが、これは再発とはいいません。

実際には、胸壁や乳房への再発よりも、遠隔再発やリンパ節への再発の方がずっと多いので、再発の多くは転移でもあります。また、最初から遠隔転移のあるステージⅣの頻度は低いので、遠隔転移のほとんどが再発として見つかることとなります。つまり、再発と転移は多くの場合重なっているのです。たとえば術後数年して肺に転移が出てきた場合、場所からいえば転移で時期からいえば再発、ということになり、「肺に転移した」も「肺に再発した」もどちらも正しいことになります。

Chapter 06

安心して日常生活を送るために

日常生活を過ごしやすくする工夫

術後は適度な運動をして肥満を予防し、タバコは吸わない、あとは偏りのない食事と普通の生活で大丈夫です。

乳がん術後の食事や日常生活について一言でいえば「特に禁止事項はなく、これまで通りでかまいません」ということになりますが、よくある疑問や悩みについていくつかまとめてみましたので参考になさってください。

生活習慣と乳がんの予後

❶肥満

乳がんの診断時に肥満の方は、乳がんの再発や死亡のリスクが高いことが研究でわかっています。また、乳がんと診断された後に肥満度が上がった方も、再発・死亡のリスクが高くなることがほぼ確実です。太りすぎない生活を心がけることは、健康全般にもつながる最も基本的な注意点といえるでしょう。

下の図に示すＢＭＩは、体重と身長から算出される肥満度を表す体格指数です。ＢＭＩの図を参考に、ご自身の標準体重を把握してみましょう。

BMI＝体重（kg）÷（身長〈m〉×身長〈m〉）

日本肥満学会の判定基準

BMI値	判定
18.5 未満	**低体重**（痩せ型）
18.5 ～ 25 未満	**普通体重**
25 ～ 30 未満	**肥満**（1 度）
30 ～ 35 未満	**肥満**（2 度）
35 ～ 40 未満	**肥満**（3 度）
40 以上	**肥満**（4 度）

❷喫煙

喫煙は、肺がんをはじめ様々な病気の危険因子であり死亡リスクを上げることが知られていますが、乳がんについても死亡リスクが上がることがほぼ確実とされています。普段吸っていた方も、術前には全身麻酔にそなえて禁煙を指示されると思います。それを機会に、タバコとはきっぱりお別れしてください。自分でやめるのが難しい方は、禁煙外来を紹介してもらうのもよいでしょう。

❸アルコール

今のところ、アルコールの摂取で乳がんの再発や死亡のリスクが上がるという証拠はなく、適度の飲酒を楽しむことは、乳がん発症前と同様でかまいません。

ただし、海外のデータではアルコールの摂取で乳がんの発症リスクが上がるとされています。また、過度の飲酒で肝機能の数値が上がってしまうと治療に影響する場合もあります。健康のためにも飲みすぎには注意しましょう。

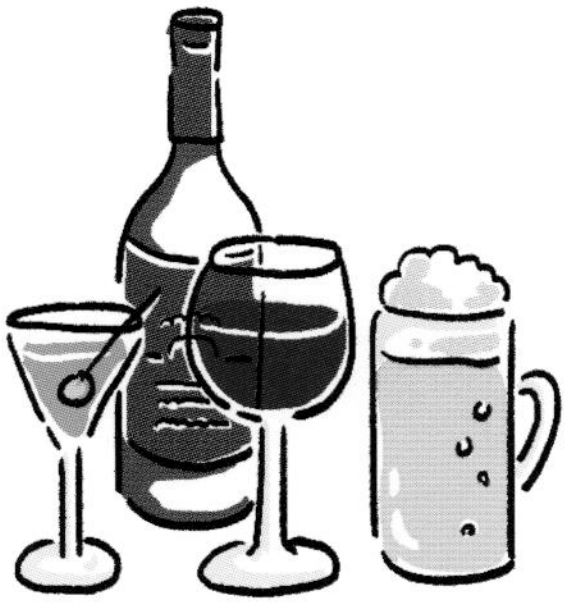

❹食事

脂肪、乳製品、大豆・イソフラボン、緑茶など、様々な食品と再発リスクとの関連については、今のところ明らかな証拠はありません。海外のデータでは大豆・イソフラボンの摂取が乳がん再発を減らす「可能性あり」といわれていますが、日本人のデータはなく、もとの摂取量も日本と海外では異なることが考えられます。脂肪をとりすぎて肥満になるとたしかに再発リスクが上がりますが、脂肪の摂取自体が影響するかどうかはわかっていません。

食品に関しては、一般に成分が均一ではなく含まれる量もまちまちなので、一概に何が良い、悪いということは決めにくいと思われます。仮に「良い」という成分があったとしても、再発率に影響するほどの量を食事で摂取することは不可能だったり、逆にとりすぎると害になることも考えられます。研究結果は随時更新されており、以前良いとされたものが新たな研究で逆の結果が出る可能性もあります。

情報に振り回されることなく、偏りのない食事を適量おいしくとって、適度な運動をして肥満を防ぐ、というのがおすすめの生活です。

⑤運動

適度な運動を行っている人の方が、行っていない人より、乳がんの再発や死亡のリスクが低い、ということがこれまでの研究でほぼ確実とされています。また、適度な運動は、心理面や対人関係などにも良い影響があり、ＱＯＬ（Quality of Life：生活の質）の点でも勧められますし、肥満防止にもつながります。無理のない範囲で、定期的な運動を続けていきましょう。

⑥ストレス

心理的負担いわゆるストレスによって再発や死亡のリスクが上がるというデータはありません。ストレスが続いたからといってそれが原因で再発するのではないかと心配したり、再発してしまった時に「あのストレスがいけなかったのではないか」と思い悩んだりする必要はないのです。

もちろん、ＱＯＬの観点からはストレスが少ないに越したことはありません。乳がんと診断されると誰でもある程度のストレスは感じますが、不安や心配事が続いて食事や睡眠、仕事などに影響する場合や、気分の落ち込みが激しい場合には、躊躇せずに専門家に相談して心理的サポートや治療を受けることをおすすめします。

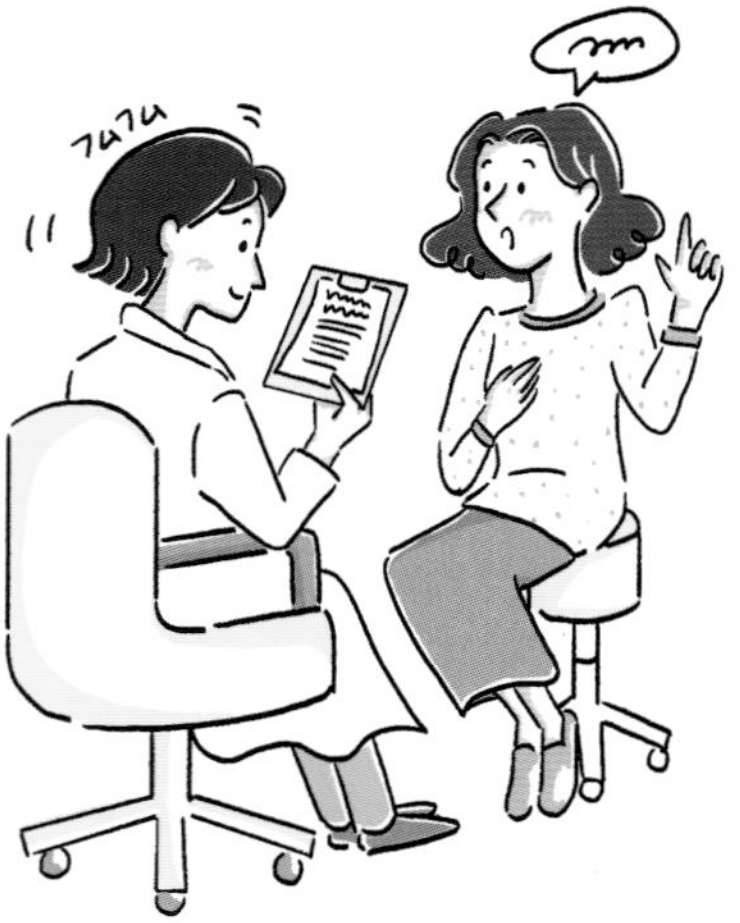

Memo

QOLの向上を

QOLとは、生活の質と訳されていますが、ここでいう生活の質をわかりやすく説明すると、「自分らしく生きているか」「今の生活に満足しているか」などが当てはまるかと思います。では、それを向上させるとはどういう意味なのでしょうか？　医療機関から様々な工夫や配慮がされたことで、患者さん自身の生活が充実することをQOLが向上するといい、毎日の生活でやる気が出なくなったり、苦痛を感じたりするようになるとQOLが低下するといわれています。近年は、がんと闘いながらもご自身の今の生活に満足を得られることが重要視されています。

パートナーとともに考える性生活

性生活に特に制限はありません。まず2人の間のコミュニケーションを深めることから始めましょう。

術後に性生活を行うことについて、特に乳がんへの影響はありません。性行為自体と女性ホルモンの分泌とは無関係で、再発が増える心配はありません。

正直に自分の状態を伝えて

抗がん剤治療中で白血球や血小板が減っている間は、感染や出血を避けるために休止をおすすめしますが、それ以外で性生活を禁止すべき期間はありません。ただ、治療の影響で以前の通りにいかない点はあるかもしれません。手術した胸やわきの下は、触れられることで違和感を感じたり感覚が鈍っていることがありますし、化学療法やホルモン療法により女性ホルモンが減少すると、膣が乾燥して痛みを感じる場合があります。我慢せずにパートナーに伝えて挿入前に十分潤う時間をとる、潤滑ゼリーを利用するなど、工夫しましょう。ただし、薬物療法中は避妊が必要です。ピルは乳がんでは避けるべきなので、コンドームを使いましょう。生理が止まっていても急に排卵が再開する可能性もあるので、油断せずしっかり避妊をしてください。

一番難しいのは心理的な問題かと思います。術後の傷をいつ見せるか、行為がスムーズに進まないのではないかなどの悩みです。ボディ・イメージの変化のとらえ方には個人差があり、乳がん診断以前からの2人の関係性も影響しますから、一概にはいえません。大切なのは、無理をしないこと、お互いの希望や気持ちを正直に伝えること、以前と同様にいかない点はを工夫しながら楽しむこと、などだと思います。

温泉を楽しみたい！どうする？術後の6つの提案

温泉というと術後はハードルが高いように感じますが、それを叶えるための対策をご紹介します。

旅行も通常通り可能ですが、傷が気になって温泉は躊躇する人も多いと思います。乳がん術後の温泉対策をいくつか挙げてみましょう。

❶露天風呂付客室や貸し切り風呂を探してみる

部屋に露天風呂や個別の温泉がついた宿、時間制で家族風呂などを貸し切りにできる宿を利用します。

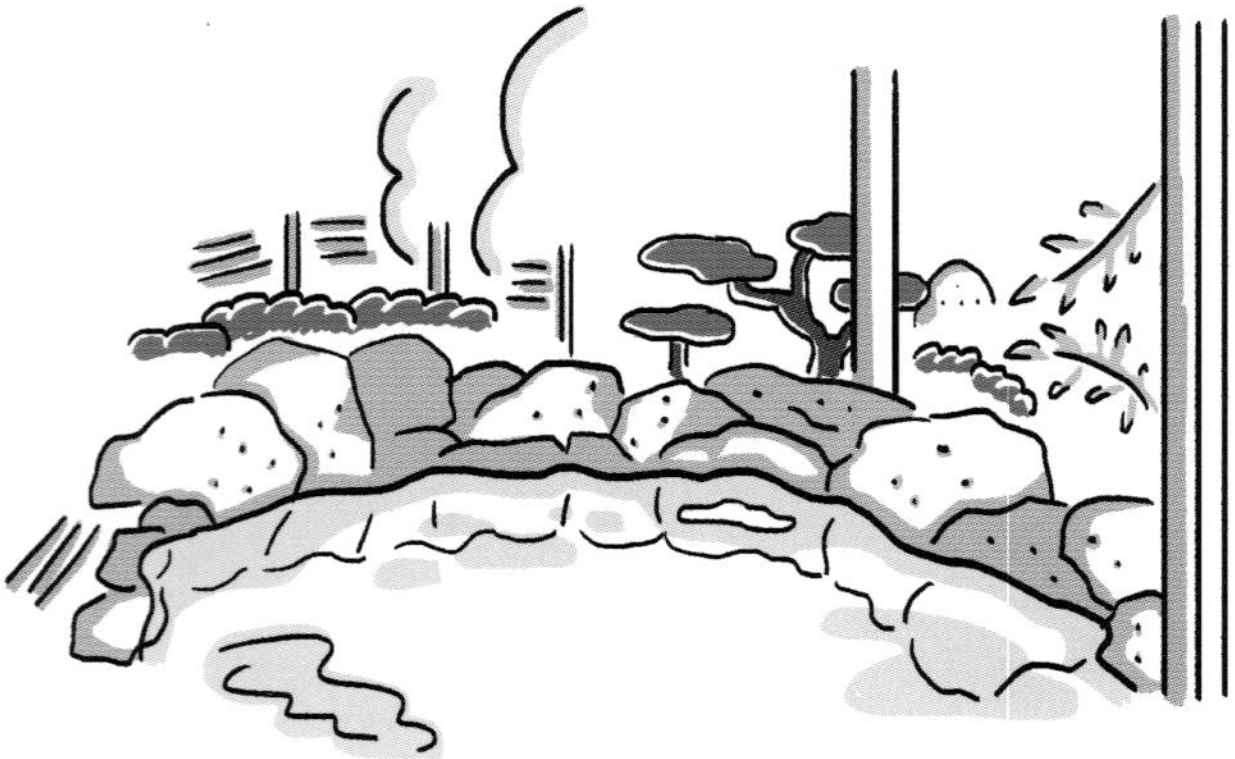

❷入浴着を使ってみる

胸を隠せる前かけのような専用の入浴着も発売されています。衛生上問題なく、全国の公衆浴場や旅館で使用が認められ、厚生労働省のホームページにも理解をお願いしますという文章が載っています。宿泊先に着用可能か確認してみましょう。

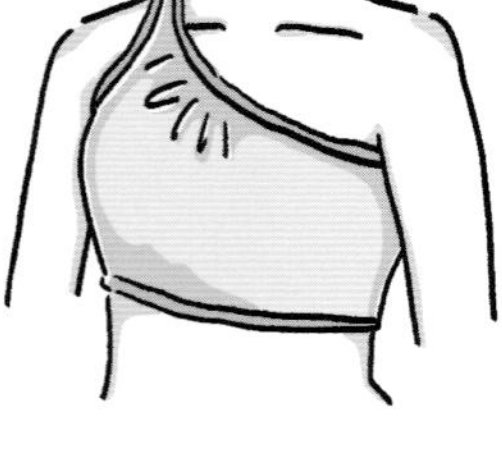

❸人工乳房を利用してみる

乳房切除後の皮膚に直接貼り付けることのできる人工乳房があります。自分の皮膚や対側乳房に合わせてオーダーメイドでき、入浴も可能です。

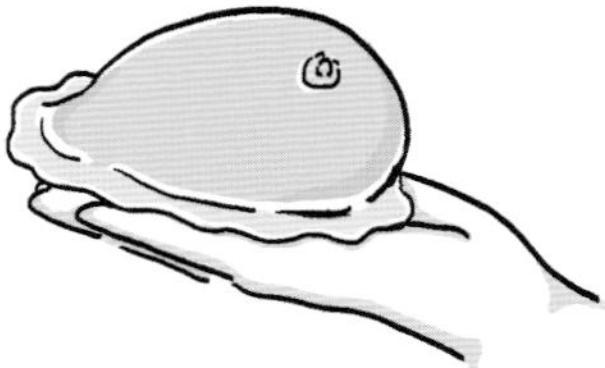

❹患者会などが企画する温泉旅行に参加してみる

乳がんの患者会などが企画する旅行で、みんなで温泉に入る企画もあります。入浴だけではなく、乳がん経験者同士で悩みを相談するなど情報交換の機会にもなります。

❺術後女性に配慮した宿を選ぶ

乳がん術後の女性に配慮している宿泊施設も増えています。そのような宿を集めた代表的な組織として「ピンクリボンのお宿ネットワーク」があり、全国400以上の宿が加盟しています。入浴着使用、洗い場の間仕切りや明るさへの配慮、貸し切り風呂の有無など各施設の情報をまとめた冊子も配布しています。

❻気にせずに入る

患者さんからは、「気にせず温泉に入ってきました！」という報告もあります。自分が温泉に行った時のことを考えてみると、通常でも湯船に入る時以外はタオルで胸を隠しますし、他の女性の乳房について気にしていなかったり、暗さや湯気でよく見えないこともあります。人により、時により、「案外気にせず入れちゃう」のかもしれません。

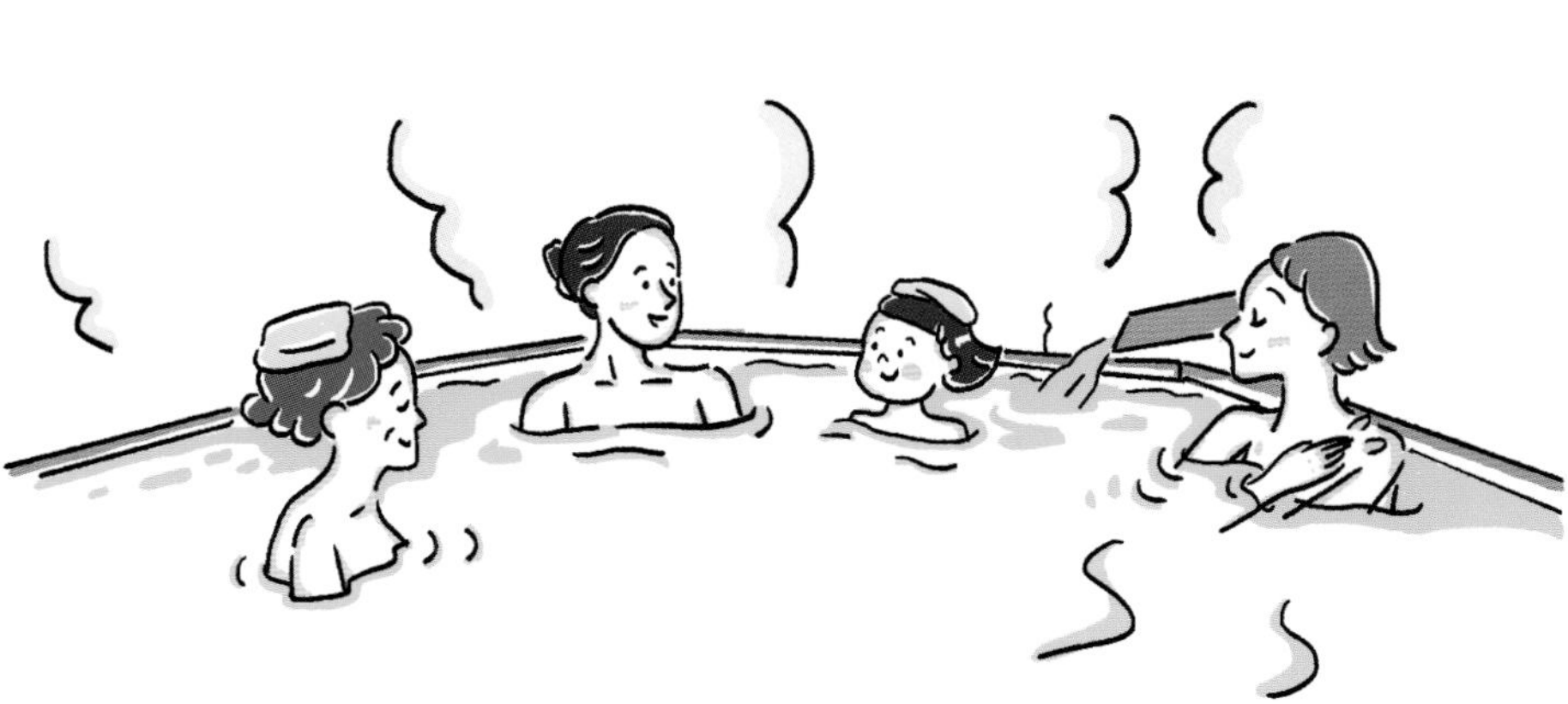

メイクやファッションで前向きに

治療中でもメイクは可能です。
まずは保湿で肌の状態を整えることから始めてみませんか？

治療中も治療終了後も、ファッションやメイクは女性にとって気分を上げて生き生きと生活するための重要な要素です。基本的には、乳がんになる前と同じように楽しめばよいのですが、以前通りというわけにはいかない点も少しあります。

抗がん剤治療中の副作用対策

❶メイク・保湿

抗がん剤投与中も、通常通りのメイクが可能で、気持ちを明るくして積極的に外出することは、QOLを保つためにも重要です。顔色がくすみがちな時には、いつもより明るめの色を使うのもよいでしょう。くすみやシミが目立つ時には、コンシーラーや部分用ファンデーションなども利用しましょう。

治療中の皮膚は乾燥しがちです。タキサン系抗がん剤使用中の手足の指や手のひら、足の裏、放射線治療中の皮膚などは、特に乾燥しやすい場所です。保湿クリームやローションをこまめに使ってください。治療中は病院から保湿剤が処方されることが多いですが、なくなったら市販の保湿クリームで大丈夫です。

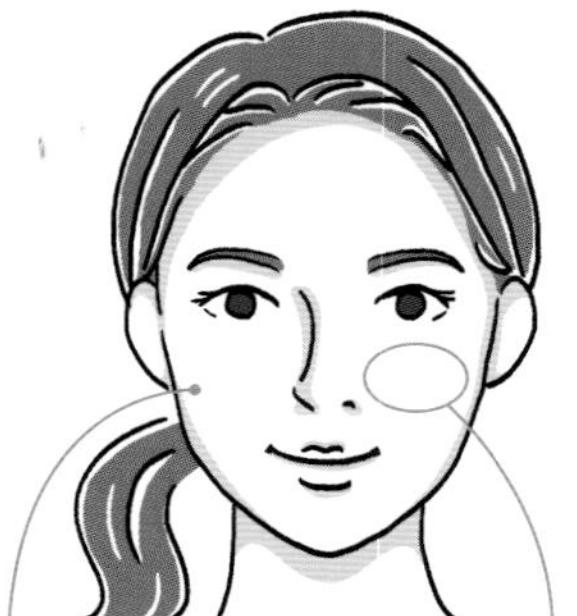

いつもより明るめのファンデーションを使用してみる。

チークを使い、ほほを明るい色味に。

❷爪のケア

抗がん剤の副作用で、爪がもろくなったり変色・変形したりすることがあります。まず保湿クリームや爪用オイルで潤いを保ち、爪は伸ばさずに、爪やすりなどで長さを整えましょう。

もろくなっている時にはベースコートを塗って保護し、変色が気になる時にはネイルカラーで色を整えるのもよいでしょう。ひび割れしたり2枚爪になったりした時には、テープを巻いて保護することをおすすめします。

便利な術後用下着

下着の役割には外見を整えるだけではなく、左右のバランスを整えたり、手術部位の保護や保温を行う意味もあります。

術後、傷が落ち着いていれば退院時にブラジャーをつけて帰ることも可能ですが、術後早期は強く締め付けないもの、ワイヤーのないソフトなものがよいでしょう。

術後1か月もすれば通常の下着をつけられます。乳房切除後は、ブラジャーにパッドを入れて形を補正します。通常の下着でパッドの挿入が可能なものを使ってもかまいませんが、専用の下着も販売されています。専用下着は各種あり豊富なデザインから選べますが、一般に、乳房全体を包み込むような大きめのカップ、食い込みにくい太めの肩ひも、幅広で安定感のあるアンダーバスト、着脱が容易なパッド、などの配慮がされています。

専用パッドとして、綿やウレタン、スポンジなど軽いタイプや、重さのあるシリコン製、ジェルタイプなどがあり、術後の経過や好みによって選ぶことができます。部分切除後に一部を補正するパッドもあります。

専用パッドを買わなくても、市販の胸パッドや肩パッド、ストッキングや靴下などを利用して手作りすることもできます。手作りパッドの作り方については、病院が用意したパンフレット、看護師から、または患者さん同士の口コミでも情報が得られますが、自分の胸に合った、使いやすく気持ちの良いものを工夫してみましょう。

自分の皮膚や対側の乳房に合わせた自然な形の人工乳房を作ることもできます。旅行など必要な時に専用の粘着剤で胸に直接貼り付けることができ、自然な外見で入浴も可能です。ややお値段は張りますが、ライフスタイルによっては「ブランドバッグを買ったつもり！」であつらえるのもよいかもしれません。

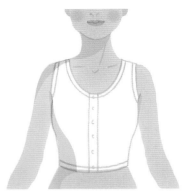

手術直後に使用する胸帯

やわらかい綿製で、ゆったりと胸を覆う。脱ぎ着がしやすい前あきが特徴。

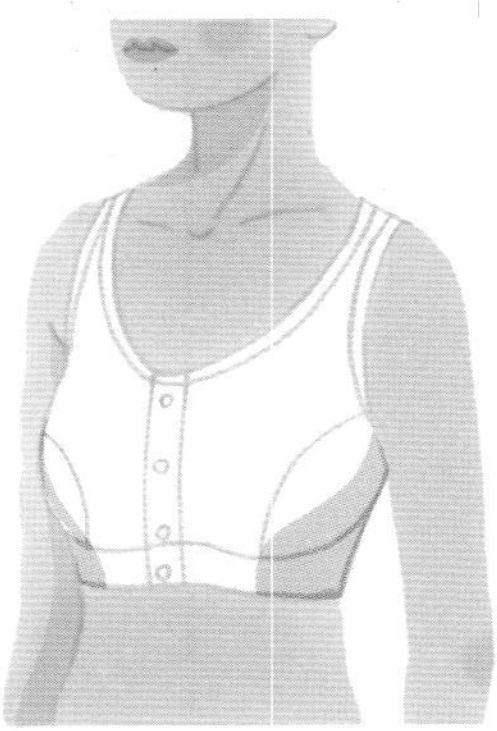

術後早期の胸にやさしいブラジャー

やわらかい綿素材で、ゆったりと楽なつけ心地。脱ぎ着がしやすい前あきが特徴。

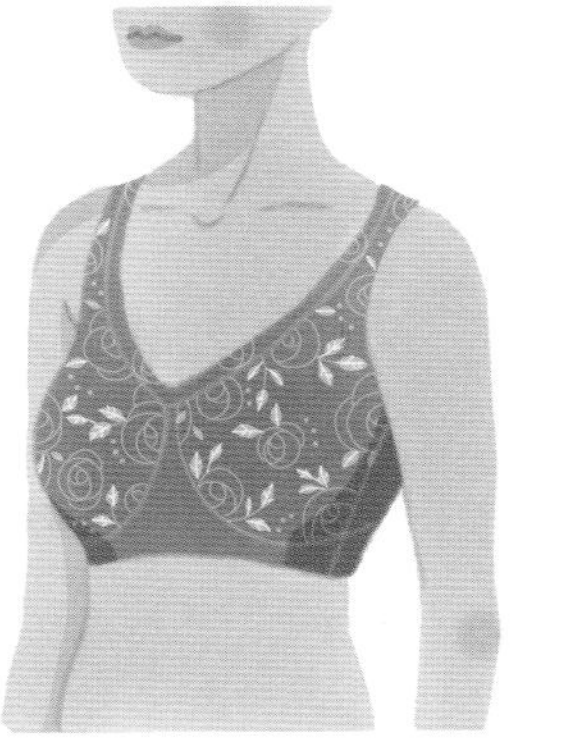

術後に配慮したブラジャー

胸全体を包み込むカップ。食い込みにくい肩ひもと幅広く安定したアンダーバストが特徴。パッドが容易に着脱できる。

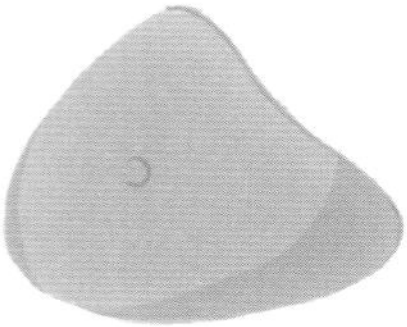

選べる専用パッド

綿やウレタン、スポンジなど軽いタイプや、シリコン製、ジェルタイプなどがある。身近な材料で、手づくりも可能。

乳がん術後用の水着

胸やわきを広めにおおう形が使いやすい。袖がついたデザインのものも、気にせずに使うことができて便利。

各企業から写真入りのパンフレットが出ています。豊富なデザインの中から楽しく選びましょう。

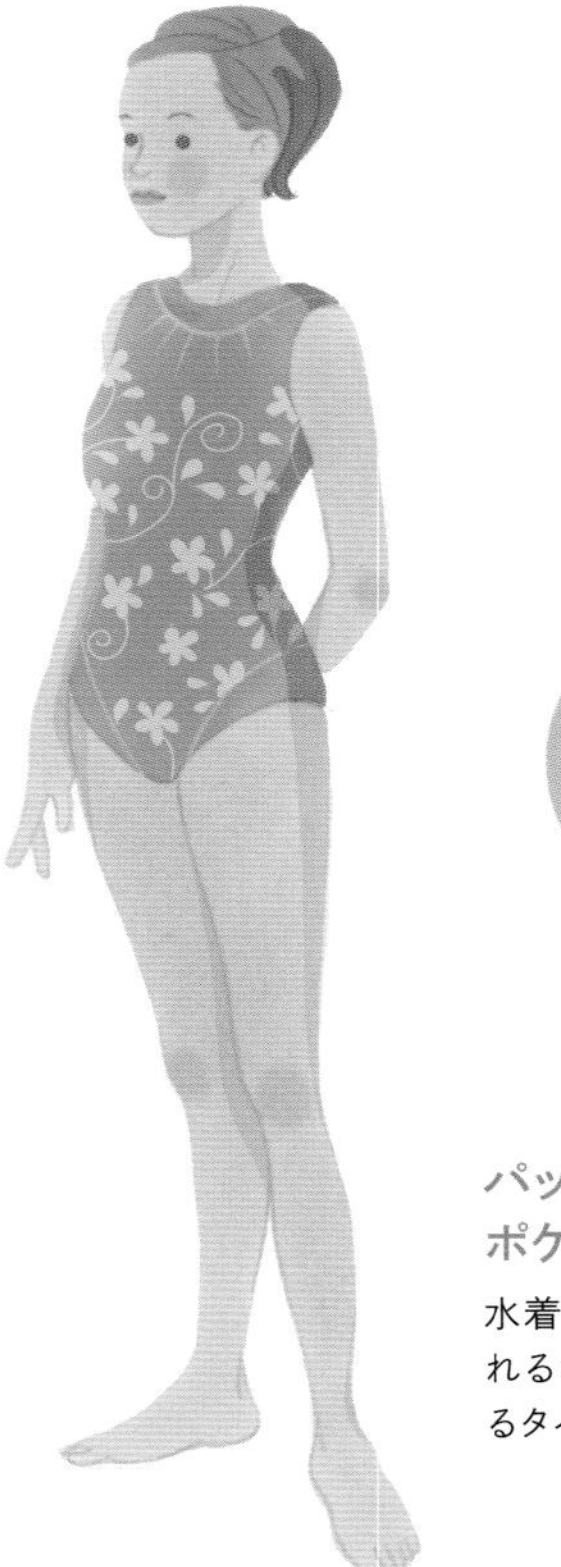

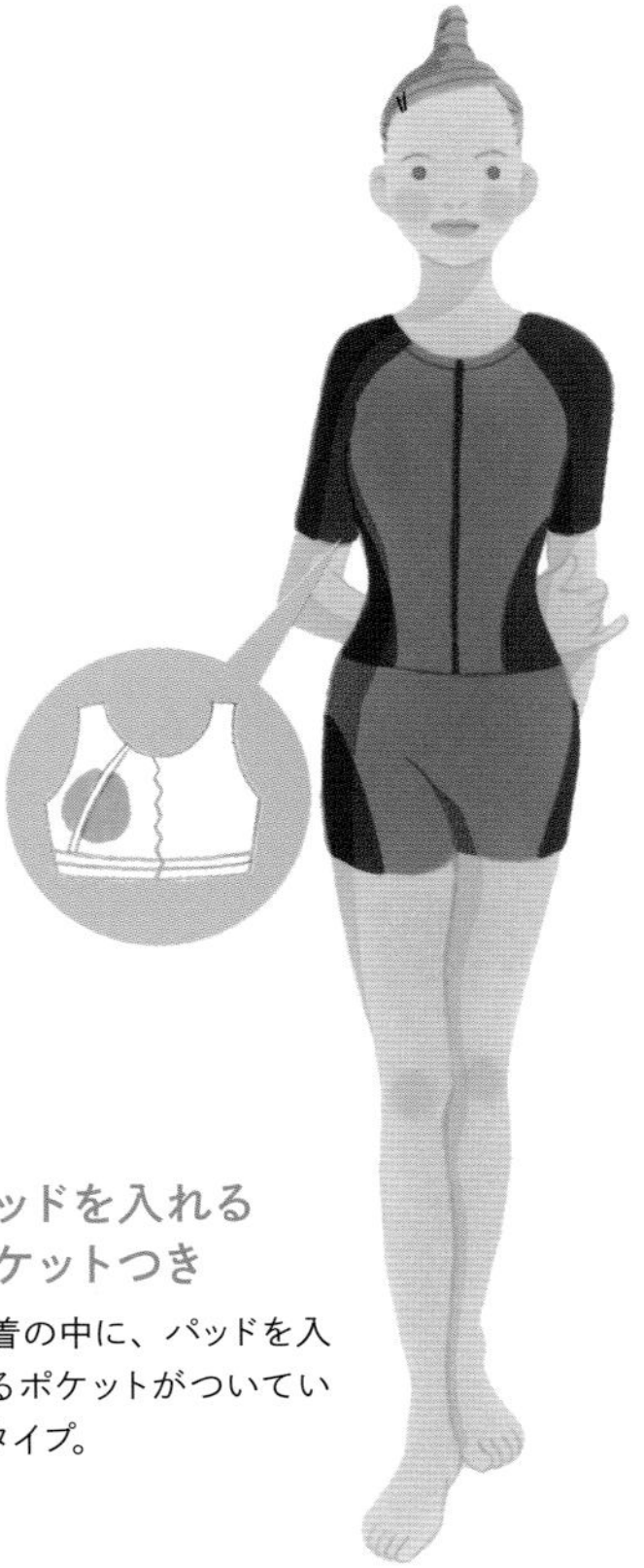

パッドを入れるポケットつき

水着の中に、パッドを入れるポケットがついているタイプ。

水着やドレスも楽しんで

胸やわきの下の傷をカバーできるような形の水着も、おしゃれなものがいろいろ出ています。水泳や水中ウォーキングは、術後のリハビリや肥満防止の運動としてもおすすめです。

傷の位置や切除後の形により襟ぐりが開いた服が着にくい場合は、スカーフやストールでカバーしましょう。ダンスなど趣味や仕事で前が大きく開いた服を着る機会が多い人は、術前に担当医に相談することをおすすめします。がんの状態や位置によっては、傷や切除法について配慮ができるかもしれません。

ここに挙げた「専用の」製品をいろいろそろえようとすると、お値段がけっこうかかります。がんになると、治療のためにかかるお金や休業による収入減少のことも考えなければなりません。既存のものをうまく利用して、必要なところだけ専用品を買うのもよいでしょう。

ファッションにかける労力やお金は、普段から個人差が大きいものです。自分の好みやライフスタイル、体調、収入に合わせて楽しむことをおすすめします。

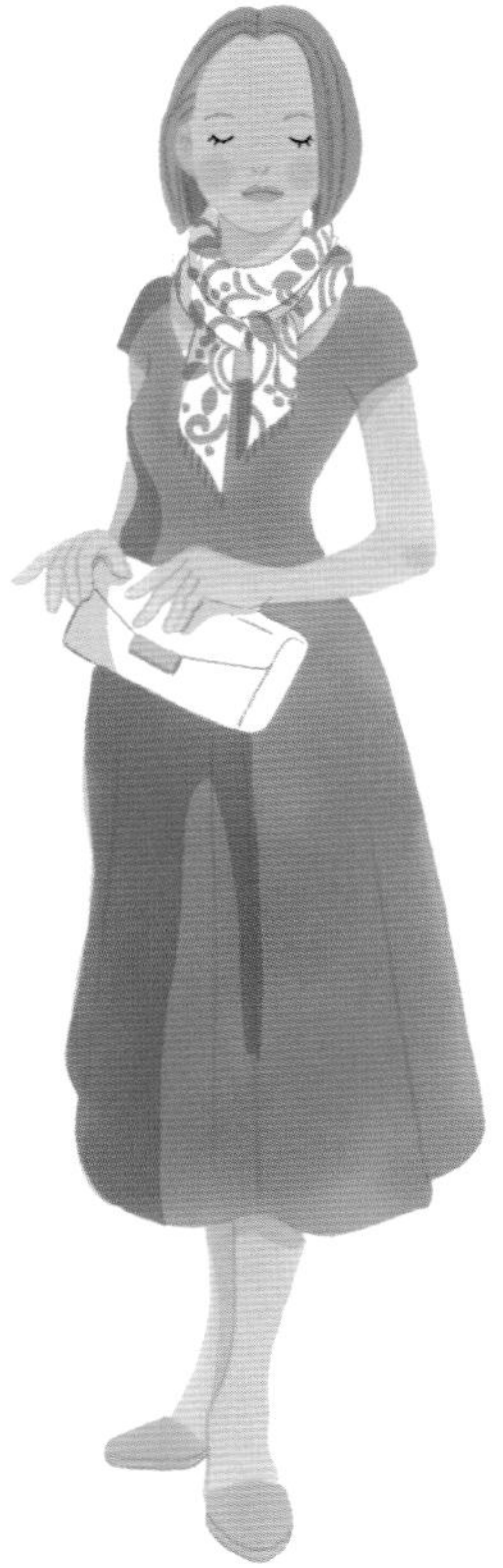

Memo

体に合った下着の選び方

体に合った下着とは、どのようなものでしょうか？ 目安となるポイントをお伝えしますので、下着を選ぶ時に参考になさってください。①乳房や乳房の周り、アンダーバストに食い込みがないか、②乳房とカップの間に空間が生じないか、③体を動かした時に、下着がずれないか、④肩ひもがきつくないか、またはゆるすぎないか。以上の4つを目安としてください。体調が悪い時などは、インターネットで買い物をするのも一案ですが、サイズ選びに失敗しないためにもできれば試着してから購入することをおすすめします。

乳がんと妊娠・出産

妊娠ががんの進行や再発に影響することはありません。ただし、妊娠中は検査や治療に一部制限が出てきます。

妊娠中に乳がんが見つかっても、妊娠を継続することでがんの進行が早くなったり再発率が上がるわけではありません。ただし、妊娠中は受けられる検査や治療法が限られる場合があり、特に妊娠前期は流産や胎児への影響に注意が必要です。具体的には、病状と希望を考慮して、担当医と十分相談しましょう。

妊娠中に乳がんが見つかったら

❶検査

超音波や針生検は問題ありません。マンモグラフィも腹部の被ばくは非常に少なく、問題ありません。妊娠がわかっていれば、念のため撮影時に腹部をプロテクターで保護します。

ＣＴは被ばくがやや多くなり、妊娠初期は必要性が高くなければ行わない方が無難でしょう。ＭＲＩは強い磁場など胎児への影響が懸念されてきましたが、最近の研究では影響がないというデータも出ています。それでも、ＣＴやＭＲＩで使う造影剤は胎盤を通過することが知られており、妊娠中は原則としておすすめできません。

❷手術

妊娠中も手術自体は問題なく、麻酔科、婦人科と十分連携すれば行えます。ただし、妊娠前期は麻酔により流産の率がやや高くなったというデータもあり、可能なら妊娠中期まで待ちます。センチネルリンパ節生検のアイソトープを使う方法は胎児被ばく量がごく微量なので必要性があれば可能ですが、色素法で使う色素は胎児への安全性が確立していないので勧められません。通常、術前に薬で乳汁の分泌を抑えます。

❸薬物療法

ホルモン療法や抗ハーツー療法は、胎児への影響などから行えません。抗がん剤も妊娠前期には避けるべきです。抗がん剤のうちアンスラサイクリン系（ドキソルビシン）を含むAC療法やCAF療法なら、胎児奇形の率が上がらないというデータがあり、妊娠中期以降に使えます。ただし、妊娠35週以降の抗がん剤治療は出産を待ってから行うことが勧められています。

❹放射線治療

妊娠中に放射線治療は行えません。乳房温存などで術後に放射線が必要な場合、出産を待ってから行います。

治療後の妊娠はいつから可能？

乳がん治療後の妊娠・出産により再発率が上がることはなく、必要な治療終了後の妊娠・出産に問題はありません。ただし、薬の影響がしばらく残ることを考慮して、化学療法後は念のため6か月くらい空けてからの妊娠が勧められています。ホルモン療法（タモキシフェン）は終了後2か月間、分子標的薬のトラスツズマブは終了後7か月間避妊しましょう。

妊娠中に再発した場合には、検査や治療に制約が出てしまいます。再発の危険性がある程度高いケースでは、もし待てるなら再発の多い術後2～3年の間は様子を見てから妊娠する方が安心かもしれません。

ホルモン療法は、最低でも術後5年間続けますが、5年待つと年齢的に出産が難しくなる場合もあります。

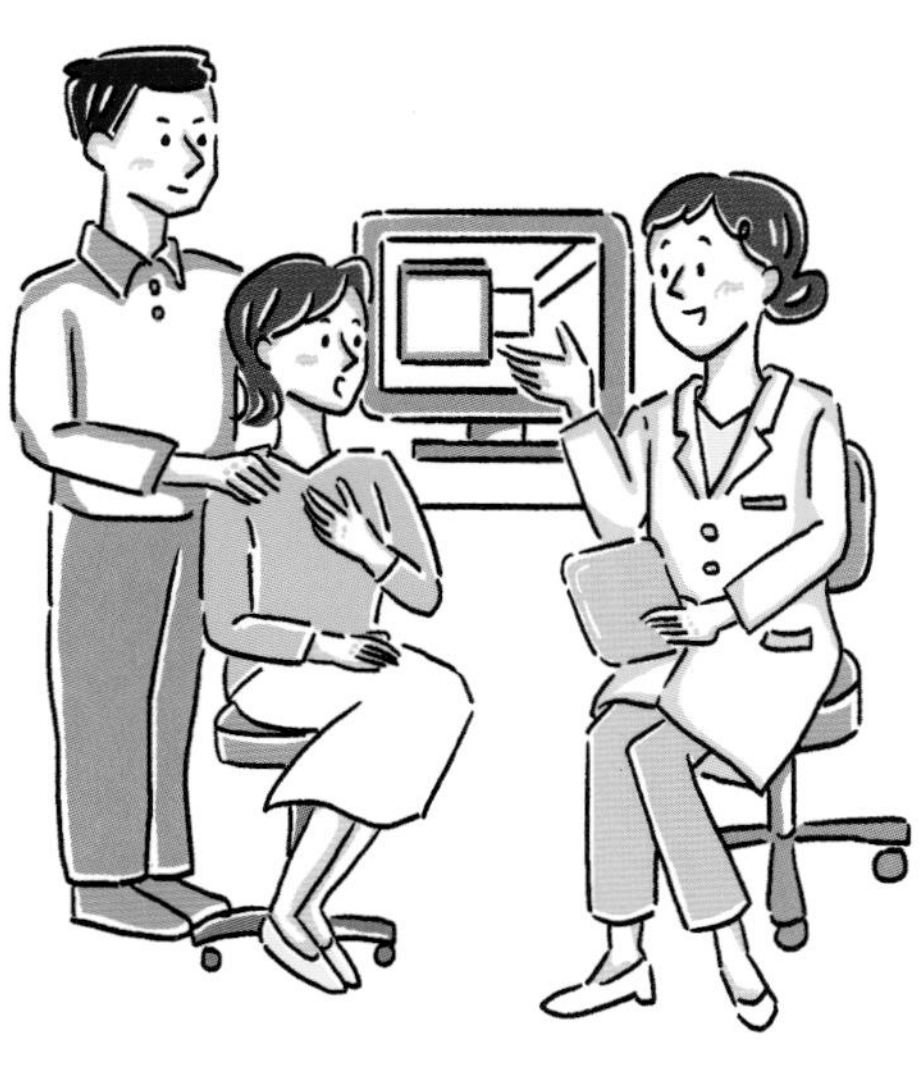

ホルモン療法を途中で休止して妊娠・出産を試みることの安全性については現在臨床試験が行われているところで、まだ結論は出ていません。ホルモン療法の途中で妊娠を強く希望する場合には、それぞれのケースで再発の危険度と、年齢、妊娠希望の強さなどを総合して、治療を中断するかどうかを決めていきます。自

然妊娠ではなく不妊治療が必要な場合には、ホルモン剤を使用することになるので、担当医と相談しましょう。

抗がん剤治療後に妊娠を希望する場合

抗がん剤は卵巣の働きに影響し、しばしば生理が止まります。治療終了後に戻る場合もありますが、そのまま止まってしまうケースも多く、その場合は将来妊娠できなくなります。生理が戻らなくなる確率は、薬の種類や年齢によっても異なりますが、乳がん治療でよく使われるシクロフォスファミドは戻らない率が高く30~70%以上とされています。将来妊娠の希望がある方は、治療が始まる前に必ず担当医に伝えておきましょう。

若い人で治療終了後に妊娠を希望する場合、治療開始前に卵子を凍結しておく方法があります。配偶者（パートナー）がいる場合は受精卵、いない場合は未受精卵を凍結します。卵巣の一部を切り取って凍結する方法もあります。これらの方法で妊娠に至る確率は必ずしも高くはなく、未受精卵では受精卵よりさらに率が下がるので、過度な期待は禁物ですが、卵子凍結で将来への希望が持てたという若い患者さんの声も聞きます。

関心のある方は、遠慮せずにまず担当医や看護師に伝えましょう。ただし、卵子凍結には年齢的な制約があります。また、排卵のためにホルモン剤を使ったり、乳がんの治療開始が遅れることもあるので、病状によってはおすすめできない場合もあります。いずれにしても専門のクリニックで十分な説明を聞いたうえで、ご自身が納得できる選択をすることが重要です。

Memo

妊娠・出産を望む方が医師に確認しておいた方がよいこと

若い世代の方が乳がんになった場合、乳がん治療について理解することの他に、妊娠・出産の可能性を知るという別の労力も必要となります。まず、治療後に妊娠の希望があることを早めに医師に伝えてください。そのうえで、抗がん剤治療の可能性や、ホルモン療法のために避妊すべき期間についての見通しを聞きましょう。針生検でサブタイプがわかればおよその予測は立ちます。卵子凍結にはある程度の期間を要するので、治療開始までにどの程度時間の余裕があるかも重要です。

高齢者の治療

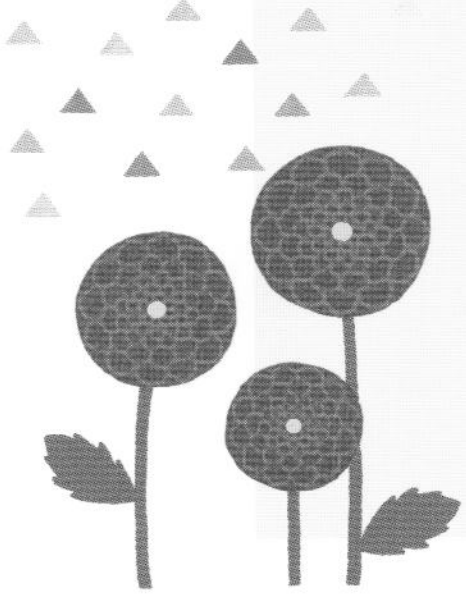

高齢者でも大きな持病がなければ手術可能

「高齢だから手術はできない？」「高齢だからがんの進行が遅い？」

この2つは、高齢の乳がん患者さんやそのご家族からよく質問されますが、どちらも誤解です。

高齢の方でも、がんのタイプによっては速く進行します。また、今は麻酔法が進歩していますし、乳がんの手術は時間が短く体へのダメージも比較的少ないので、高齢者でも大きな持病がなければ手術可能です。実年齢よりも体力の個人差の方が問題となりますが、80代後半の手術は珍しくなく、中には90歳を超えて手術する方もいます。

一方、副作用を考慮すると高齢者の薬物療

法はかなり制限され、特に抗がん剤は高齢者ではほとんど使えないので、ホルモン療法が効かないタイプの乳がんでは、手術が唯一の治療法となります。ホルモン療法が効くルミナールタイプの乳がんなら、ホルモン剤で数年にわたってがんの進行を抑えられるケースもあり、体力的に、あるいはがんの進行状態から手術ができない場合にはホルモン療法を行います。ただし、高齢でがんが見つかる方はしばしばとても長寿なので、その後長生きする間に薬が効かなくなればがんが大きくなり、皮膚に出てきたりして毎日の処置が大変になることもあります。薬の選択肢が限られる高齢者にとっては、実は手術が最も確実で安全な治療法ともいえるでしょう。

高齢者では認知機能の低下などで発見が遅れたり、異常に気づいてももう年だからと放置して受診が遅れがちです。何歳になっても乳房の異常に気づいたら、まず病院で相談しましょう。そのうえで、治療法は患者さんやご家族の思いも尊重しながら決めていきます。お元気なら、その後さらに長生きする可能性を念頭に、手術を含めた選択肢から考えてみてください。

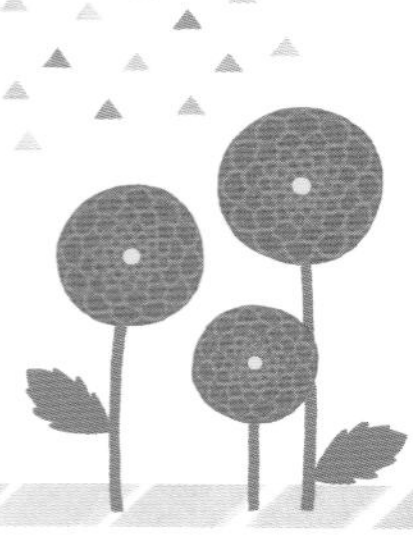

Chapter 07

医療費の問題を考える

医療費の負担を減らすための準備を

治療にお金がかかることと、仕事を休むことを考慮して、医療費負担を減らす準備は早めに進めましょう。

がん治療にはお金がかかりますし、通院費、休業に伴う収入の減少など、経済的な負担が心配です。乳がんの治療は入院・手術だけではなく、しばしば長期の出費になりますが、月々の負担に上限を設け超えた分の医療費が払い戻される「高額療養費制度」など、医療費の負担を減らす様々な制度が利用できます。

年齢、収入などにより具体的な手続きや金額が異なりますし、制度が改定されることもありますので、まずは相談窓口を確認して専門家に相談するのが早道です。

相談できる窓口

自分のケースでは医療費がいつどのくらいかかるのか、どんな制度が利用できてどこに何を申請すべきなのか等々、治療や年齢・収入に応じた具体的な内容や必要な手続きについて相談できる窓口を知っておきましょう。

がんと診断されると、病気や治療のことで頭がいっぱいになりがちですが、およその治療方針が決まったら、経済的な手続きについてもできれば早めに相談しておくことをおすすめします。医療費は比較的答えがはっきりしている問題なので、ひとつずつ解決していくことにより精神的な落ち着きが得られるかもしれません。費用の問題をきっかけに、他の悩みの相談に発展したり新たな相談窓口を紹介してもらえる場合もあります。

❶通院する病院内の相談窓口

各病院には、医療費や経済的な問題を相談できる窓口があります。どこに相談すればよいかは、診療科の受付、担当医や看護師などに気軽に尋ねてください。総合案内などで聞いてもよいでしょう。

❷がん相談支援センター

全国の都道府県には、地域ごとに「がん診療連携拠点病院」が定められています。その中には「がん相談支援センター」という窓口が設置されており、経済的なことを含めがん診療全般について地域の他の病院の患者からの質問にも応じています。電話相談ができるところもあります。

自分の地域のがん診療連携拠点病院は、国立がん研究センターの「がん情報サービス」というホームページの「病院を探す」から検索できますし、「がん相談支援センターを探す」というバナーもあります（172ページ参照）。

❸その他の問い合わせ先

自分が加入している公的医療保険の問い合わせ先については、健康保険証に記されている「保険者名称」とその連絡先を確認しましょう。

民間の保険に加入している場合、保険証や問い合わせ先などを確認し、保証される内容、必要な書類や手続きについて聞いておきましょう。

どんな費用がどの程度かかるか

医療費としては、医師の診察（初診料、再診料）、検査、治療（手術、放射線、薬）、その他、リハビリテーションや痛みの緩和、心理的なサポートなどが医師の指導のもとに行われる場合も医療費に加算されます。乳がん治療のほとんどは保険診療（公的医療保険が適用される診療）の範囲で行われるので、患者の負担は医療費の一部（3割など）で、残りは国民の医療費（つまり税金）で賄われることになります。外来では、その日行った診療に応じて金額が決まり（出来高払い）、入院中は病名に応じて一日当たりの金額が決まり（包括払い）、そこに手術料などが加算されます。たとえば乳がんで入院して手術をした場合の自己負担額は（3割負担として）、手術の方法により変わりますがおよそ20万～30万円程度で、そこに食費や差額ベッド代が加算されます。放射線治療を外来で5週間行うと、3割負担で13万～20万円程度、それに加えて通院費用

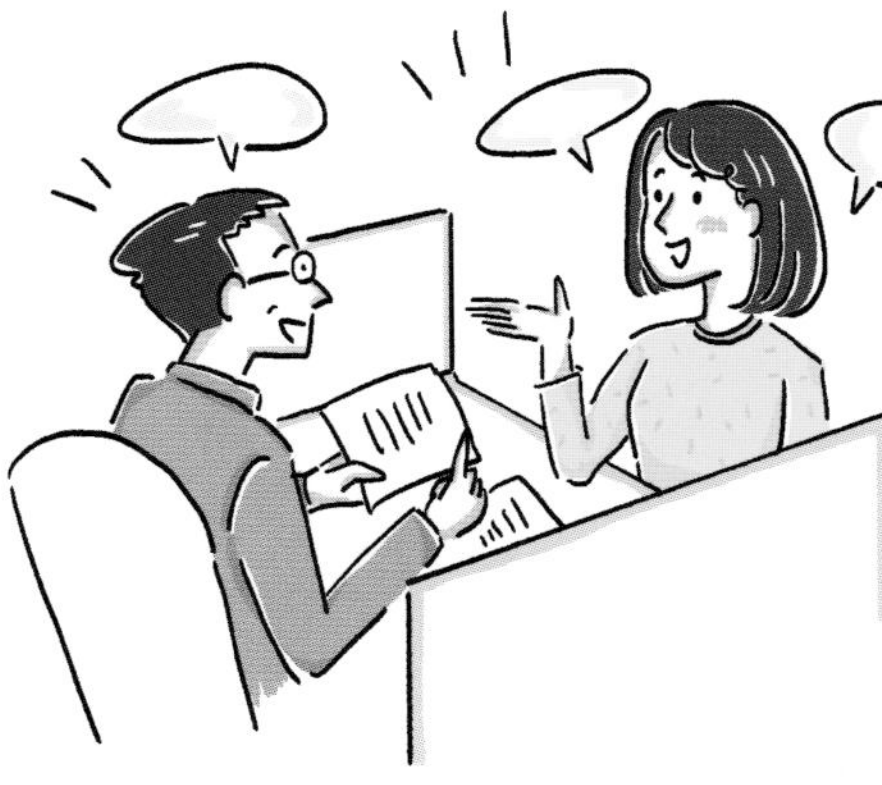

がかかることも忘れてはいけません。

乳がんに使われる代表的な術後薬物療法のおよその患者負担額については、下の表を参考にしてください。

飲み薬については、ジェネリックを希望することで安くなることがあります（ジェネリック医薬品〈後発医薬品〉は、厚生労働省の認可を得て製造販売されている医薬品。先発医薬品と有効成分が同じでも一般的に研究開発などに要する費用が低く抑えられることから、薬価が安くなっています）。病院でジェネリックを扱っていない場合は、院外処方にして最寄りの調剤薬局で出してもらうことも可能です。

ただし、薬の値段や医療費は年度により改定されることがあり、ここに示したのはいずれも2020年時点での金額です。

代表的な術後薬物療法の患者負担額の目安（3割負担の場合）

ホルモン療法

タモキシフェン＊1　約1,800円／1か月（5～10年間内服）

アロマターゼ阻害剤＊1　約3,000～4,200円／1か月（5～10年間内服）

LH-RHアゴニスト
（4週間ごとに注射する薬）　約10,000円／1回（2～5年間投与）
（12週間ごとに注射する薬）　16,000 ～ 17,000円／1回（2～5年間投与）

＊1：後発品（ジェネリック）を利用すると、薬によっては4分の1程度に負担が減る場合もある

抗がん剤などの点滴＊2

EC（エピルビシン+シクロフォスファミド）療法　3週ごと投与
15,000～20,000円程度／1回（通常4回投与）

ドセタキセル　3週ごと投与
30,000～35,000円程度／1回（通常4回投与）

パクリタキセル　毎週投与
20,000円程度／1回（通常12回投与）

トラスツズマブ　3週ごと投与
初回50,000円、2回目以降35,000円程度／1回　（1年間=約18回投与）

＊2：体形により投与量が異なり金額も変わる。副作用を抑えるために処方される薬の金額は含まない

経済的な支援制度

患者のための経済支援制度は、高額療養費制度をはじめ、医療費控除、病傷手当金や障害年金などがあります。

高額療養費制度

1か月（各月の1日～最終日）の医療費の自己負担額が限度額を超えると、超えた分の医療費が払い戻される制度で、乳がんで手術を受ける方の多くが利用できます。公的医療保険に加入している人なら誰でも利用可能です。限度額は年齢や所得により決められていて、たとえば70歳未満で年収約370万～770万円なら支払い限度額はひと月約8万円、年収が少なければ限度額は低く、年収が多ければ高く設定されています。病院窓口での支払いに、病院の処方箋によって調剤薬局で支払う分も加算できます。また、1年間に3回限度額を超えると4回目からはさらに負担が軽くなります。

通常は窓口で自己負担分をすべて支払った後に申請し、払い戻しまでに3か月程度かかりますが、あらかじめ「限度額適用認定証」を交付してもらって提示すれば、窓口や調剤薬局での支払い自体が限度額までとなり、いったん多額の費用を支払う必要がなくなります。認定証は加入している保険者（保険組合など）から交付されるので、あらかじめ問い合わせるとよいでしょう。マイナンバーカードの保険証利用が可能になれば、認定証交付の手続きが不要となる予定です。

医療費控除

1年間（1～12月）の同じ生計の家族の医療費合計が10万円以上になる場合、税金の控除が受けられます。年末調整での医療費控除はできないので、確定申告が必要です。

申告には病院や薬局での領収書が必要になります。通院に使った公共交通機関の交通費も控除の対象になりますが、公共交通機関では通常領収書が出ないので、通院日・通院先と交通費をメモしておきましょう。詳細や申請書は、国税庁のホームページを参照してください。

高額療養費制度の仕組み

高額療養費制度とは、医療機関や薬局の窓口で支払った額（※）が、ひと月（月の初めから終わりまで）で上限額を超えた場合に、その超えた金額を支給する制度です。

※入院時の食費負担や差額ベッド代等は含みません

70歳以上・年収約370万円～770万円の場合（3割負担）の一例

100万円の医療費で、窓口の負担（3割）が30万円かかる場合

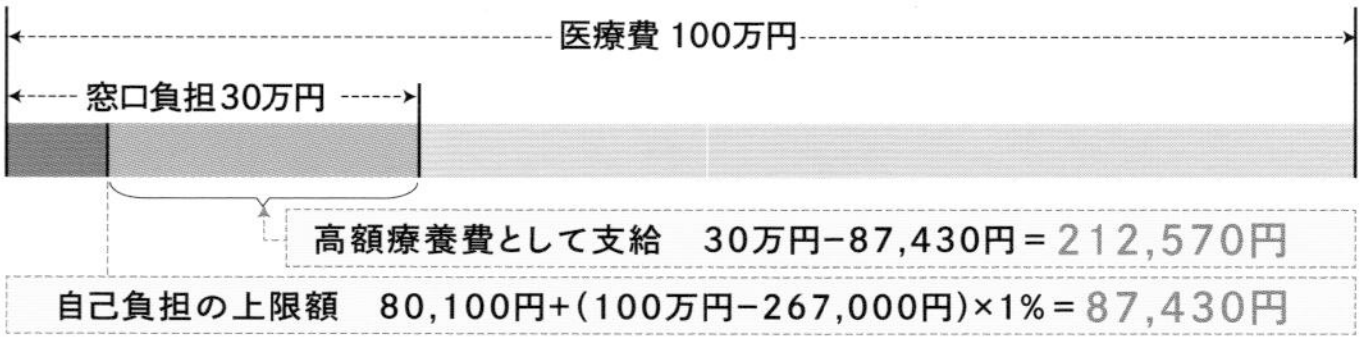

212,570円を高額療養費として支給し、実際の自己負担額は87,430円となります。

自己負担限度額

【70歳以上の方の上限額】

（平成30年8月診療分から）

現役並み	年収約1,160万円～ 標報83万円以上／課税所得690万円以上		252,600円＋(医療費－842,000円)×1％
現役並み	年収約770万～約1,160万円 標報53万円以上／課税所得380万円以上		167,400円＋(医療費－558,000円)×1％
現役並み	年収約370万～約770万円 標報28万円以上／課税所得145万円以上		80,100円＋(医療費－267,000円)×1％
一般	年収156万～約370万円 標報26万円以下／課税所得145万円未満等	18,000円 (年144,000円)	57,600円
住民税非課税等	Ⅱ 住民税非課税世帯	8,000円	24,600円
住民税非課税等	Ⅰ 住民税非課税世帯（年金収入80万円以下など）	8,000円	15,000円

注：1つの医療機関等での自己負担（院外処方代を含みます）では上限額を超えない時でも、同じ月の別の医療機関等での自己負担を合算することができます。この合算額が上限額を超えれば、高額療養費の支給対象となります

【69歳以下の方の上限額】

ア	年収約1,160万円～ 健保：標報83万円以上　国保：旧ただし書き所得901万円超	252,600円＋(医療費－842,000円)×1％
イ	年収約770万～約1,160万円 健保：標報53万～79万円　国保：旧ただし書き所得600万～901万円	167,400円＋(医療費－558,000円)×1％
ウ	年収約370万～約770万円 健保：標報28万～50万円　国保：旧ただし書き所得210万～600万円	80,100円＋(医療費－267,000円)×1％
エ	～年収約370万円 健保：標報26万円以下　国保：旧ただし書き所得210万円以下	57,600円
オ	住民税非課税者	35,400円

注：1つの医療機関等での自己負担（院外処方代を含みます）では上限額を超えない時でも、同じ月の別の医療機関等での自己負担（69歳以下の場合は2万1,000円以上であることが必要です）を合算することができます。この合算額が上限額を超えれば、高額療養費の支給対象となります

高額療養費制度を利用される皆さまへ：厚生労働省
https://www.mhlw.go.jp/stf/seisakunitsuite/bunya/kenkou_iryou/iryouhoken/juuyou/kougakuiryou/index.htmlを加工して作成

状況にあわせた経済支援を

❶傷病手当金

病気やけがで会社を休業した場合の補償で、被保険者本人が対象となり、「病気や治療のために労務不能である」という医師の証明が必要になります。補償額は休業前1年間の平均給与のおよそ3分の2、期間は最長で1年6か月です。申請先は、全国健康保険協会や加入している健康保険組合（民間企業の場合）、共済組合（公務員の場合）となります。

❷基本手当

傷病手当金は働けない人への補償ですが、基本手当は求職中（働ける状態）の人への失業手当です（傷病手当金と同時に受け取ることはできません）。受給期間は原則として1年間で、離職してから1年を過ぎると申請資格がなくなります。ただし病気療養のためすぐに働けない場合、離職から1か月以内に手続きをすれば、最長3年まで受給開始を延期することができます。治療後に職を探すつもりなら、ハローワークに相談して延長の手続きをしましょう。

❸障害年金

公的年金の加入者が、病気やけがによる心身の障害で、生活の介助が必要になったり仕事に著しい制限が生じた場合、65歳未満で受け取れる年金です。通常の乳がんの初回治療で障害が生じることはほぼありませんが、再発による症状や、合併症がある場合には対象となるかもしれません。

❹生活保護

様々な制度を使っても医療費が払えず、生活にも困窮する場合は、健康で文化的な最低限度の生活を保障するための生活保護を検討しましょう。収入が、国が設定する最低生活費に満たない場合に差額が支給されます。地域の福祉事務所や市役所・町役場などの福祉窓口で相談できます。必要な場合は遠慮なく相談してみましょう。生活が安定することは、乳がん治療を受けるためにとても重要なことです。

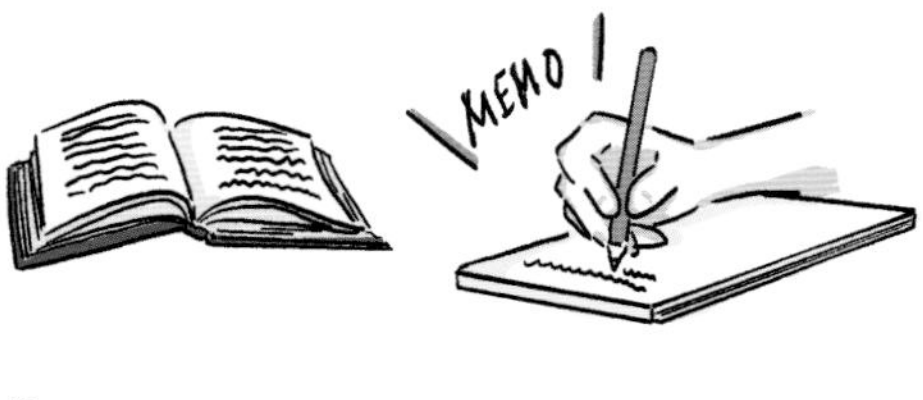

治療と仕事を両立させるには

乳がんの治療は手術のための入院以外はほとんど通院で行われるので、職場や治療の状況次第で両立が可能です。

乳がんの治療と仕事の両立は可能なことが多い

乳がんと診断されると、今の仕事は続けられないのではないかと考えたり、職場に迷惑をかけたくない、治療に専念しなければなどと、すぐに退職を考える方もいますが、慌てて仕事をやめてしまうことはしないでください。

一般に乳がんでは、見つかった時点で仕事に支障が出るような症状はまずありません。治療後は、通常肉体的に大きな後遺症はなく、特に禁止事項もないので、多くの場合仕事への復帰が可能です。

治療は手術のための入院以外はほとんど通院で行われ、職場や治療の状況次第では両立も可能です。治療には費用がかかりますし、ホルモン療法などは長期にわたる出費となりますから、仕事による収入はとても重要です。いったんやめてしまうと、同等の条件の仕事に再度就くのはなかなか難しくなります。まずは休める制度をうまく利用して、自分の仕事に対する思いなども十分考えたうえで、今後も仕事を続ける希望があれば、退職せずにすむ道を探りましょう。

入院・手術のスケジュールを把握して仕事との調整を

入院は多くの場合手術の前日からで、入院直前まで仕事は可能です。手術の方法にもよりますが、術後数日から、長くても1～2週間で退院となります。

「退院後いつから仕事をしてもいいですか？」とよく聞かれますが、実は、医師の側から「○○まで仕事を休んでください」という指示は特にないのです。力仕事でなければ、極端にいえば退院翌日からでも仕事自体は可能です。あとは通勤電車に乗ったり職場で過ごすための個人の体力の回復や、どの程度休みたいか、あるいは休めるかという希望や仕事上の責任等々で決めてかまいません。仕事を休みたくない（休めない）方は退院直後から仕事に出ていますし、少しゆっくりしたい（ゆっくりできる）方は1か月程度休むことが多いように思います。ただし、車の運転や、小さい子供を抱く仕事など、腕の動きの失敗が重大な事故につながるような職種については、リハビリ（87～92ページ参照）で動きに十分な自信がついてから復帰しましょう。

抗がん剤・分子標的治療と仕事

術前や術後の抗がん剤治療は、通常1～3週間に1回の通院による点滴です。副作用は、薬により異なり個人差もありますが、点滴後数日間で治まることが多く、ずっと続くわけではありません。そのため、体調により休みがとれる職場なら、仕事との両立も可能です。ただし、白血球の数が減っている時期の出勤時は、マスクを着用するなど感染対策を徹底しましょう。正規の学校教職など臨時の休みがとりにくい仕事では、数か月の抗がん剤治療が終了してから復帰することをおすすめします。

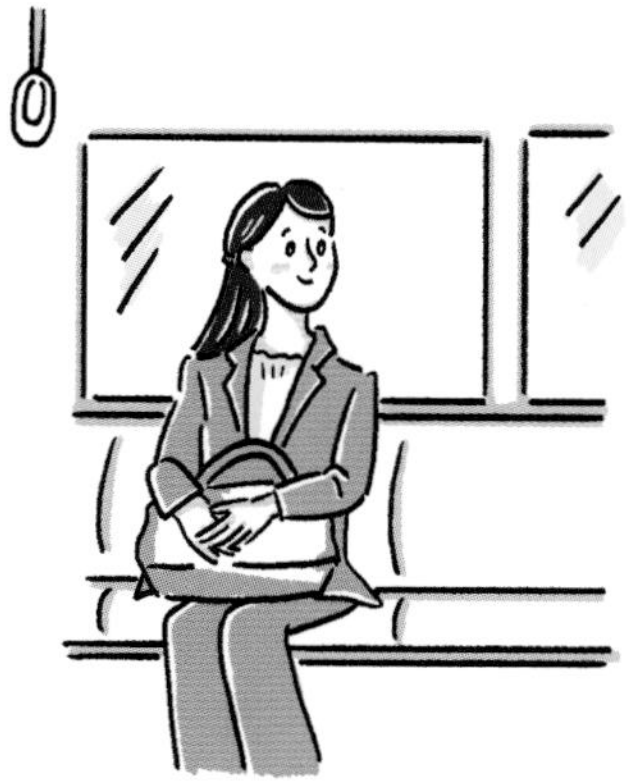

通勤ラッシュを避けるために時短通勤などを会社に相談してみる。車の運転はリハビリで十分な自信がついてから復帰を。

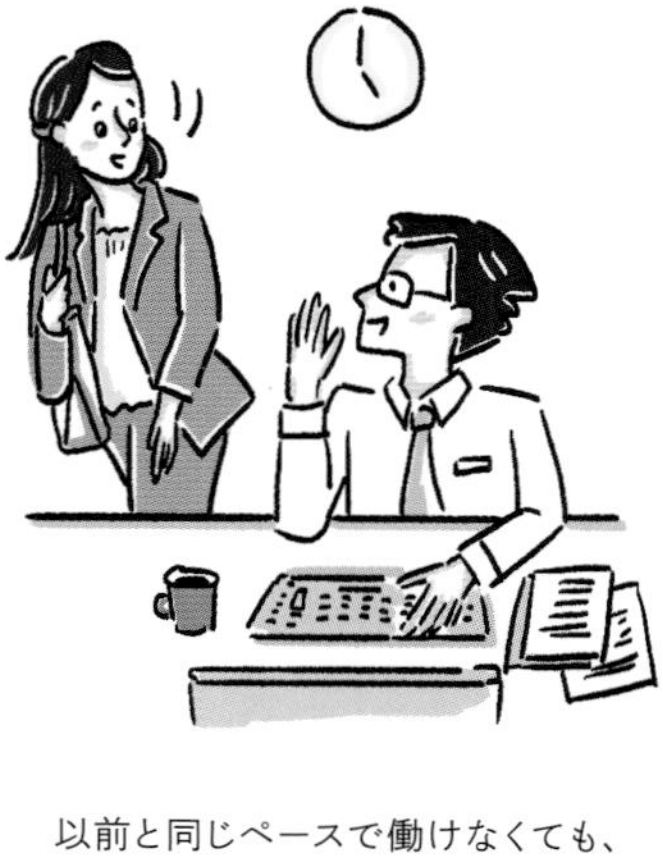

以前と同じペースで働けなくても、職場に状況を相談して、自分のできる範囲の仕事を担当させてもらうなど仕事量の調整を。

術後の分子標的治療に使うトラスツズマブやペルツズマブは、9か月~1年間の長期の投与になりますが、自覚する副作用はほとんどないので、3週間に1回の点滴日に休みがとれれば仕事しながらの治療が可能です。

ホルモン療法と仕事

ホルモン療法は、5~10年の長期間になりますが、1日1回の内服だけなので仕事を続けながらの治療が可能です。ホットフラッシュや関節痛などの副作用は、起こっても仕事に支障がない程度のことが多く、一過性の場合もあります。症状が強い時には和らげる薬をもらったり、仕事や生活に著しい支障が出る場合には、治療法の変更も含めて担当医に相談してみましょう。

再発と仕事

再発の場合は、病気自体による症状が出る場合があり、治療も様々で期間も確定していないので、一概にはいえません。ただ、乳がんでは再発してもしばしば長期間元気で活動でき、病気による症状は治療で軽くなるかもしれません。再発治療では経済的負担も続きますし、働くことが生活の励みになる場合もありますから、希望があれば、仕事を続ける意義は大きくなります。

職場との調整

今は2人に1人ががんになる時代。働く人の権利向上や働き方改革なども進み、治療しながら働き続けることに対しても昔と比べて格段に配慮がなされるようになっています。病気や休暇を理由にすぐ退職を迫られることは通常ありません。

制度的には問題なくても、周囲に迷惑をかけるのではないかと気になる気持ちもあるでしょう。しかし、誰がいつ病気になるかはわかりませんし、出産や親の介護など、様々な理由で急に職場を休む可能性は誰にでもあります。「お互いさま」の気持ちを持つことが大切で、あなたが逆の立場になった時にもそれを心がけましょう。また、そのような時に仕事が滞らないような態勢や雰囲気を作っておくことは、会社や上司の役目でもあります。

治療中は、以前と全く同じペースでは働けないかもしれません。そのことであせったりせずに、もし職場の状況が許されるなら、自分のできる範囲の仕事を責任を持ってやりましょう。そして、またバリバリ働けるようになったら、あるいは他の人が休まなければならない時がきたら、その分の恩返しをすればよいのです。

職場では必ず決められている年次有給休暇制度がどの程度利用できるのか、その他に休暇制度はないか、就業規則を確かめてみましょう。契約社員、派遣社員などの場合も、雇用契約で決められた権利があるはずです。一般に規模の大きな職場ほど制度がしっかりしていますし、規模が小さい職場では「周囲の配慮」が得やすいかもしれません。

まずは、相談しやすい直属の上司や、人事担当、産業医などに相談してみましょう。休暇だけではなく、治療中や治療後の体調によって、仕事の負担を軽くするなどの配慮が必要な場合もあります。医師の診断書の提出が必要なら、具体的な記載内容なども聞いてみましょう。

乳がんという具体的な病名をどこまで出すか、誰と誰に伝えるのかなどは、職場の状況や各自の判断によります。昔は職場への診断書に「がん」と書かないでほしいという希望がしばしばありましたが、今はほぼ全員が正しい病名で、手術日なども記載することを求めてきます。それだけがんが日常的な病気となり、周囲の理解や保障制度が進んできたのだと感じています。

一人で悩まずに病院の相談窓口の利用を

自分の場合、仕事がどのくらいできるのか、職場にどう切り出してよいのかわからないなどについては、一人で悩まずにまず病院で相談してみましょう。医療ソーシャルワーカーなどがいる病院では直接相談にのってもらえますし、相談窓口がわからなければ、身近な医療スタッフに聞いてみてください。

各地域のがん診療連携拠点病院にある「がん相談支援センター」では、医療ソーシャルワーカーや社会保険労務士などの専門家がいて、他院の患者からの相談も受け付けています。

医療費の項でも書いたように、長期の休みに対する傷病手当金制度など、休業中の収入を保障する制度も上手に活用しましょう。

最近では、担当医と職場の産業医とが情報共有して、治療をしながら仕事を続けられるように働き方を調整するという「療養・就労両立支援」が、診療報酬、つまり病院の収入となる医療行為のひとつとして認められています。産業医のいる職場で、治療しながら仕事を続けたい方は相談してみましょう。

再就職はハローワークへ

治療のためにいったん仕事をやめた後、一段落して再就職したい場合、まず相談するのは最寄りのハローワークです。治療との関係も含めて悩んでいる場合、がん相談支援センターで相談するのもよいでしょう。各都道府県には、院内でハローワークの出張相談が定期的に開催されている病院があり、がん相談支援センターに聞くと教えてもらえます。

前の職場をやめる時点で治療後の再就職を予定している場合には、基本手当（失業手当）についての手続きなどもしておくとよいでしょう（143ページ参照）。

長期療養者就職支援事業（がん患者等就職支援対策事業）

【概要】がん、肝炎、糖尿病等により、長期療養（経過観察・通院等）が必要な方の就職支援相談員をハローワークに配置。がん診療連携拠点病院等とも連携し、個々の希望や治療状況を踏まえた職業相談・職業紹介等を実施しています。

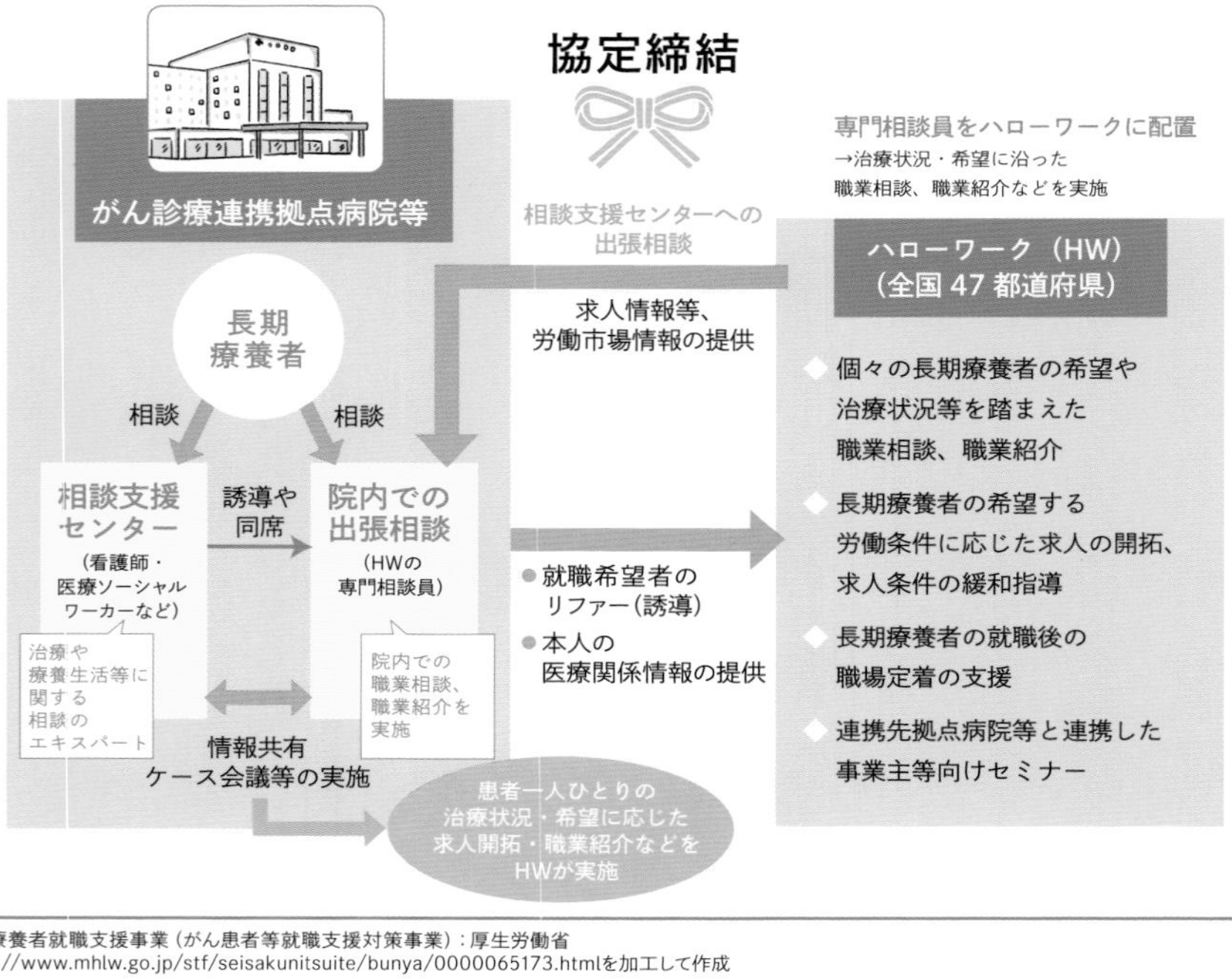

長期療養者就職支援事業（がん患者等就職支援対策事業）：厚生労働省
https://www.mhlw.go.jp/stf/seisakunitsuite/bunya/0000065173.htmlを加工して作成

Chapter 08

家族と医療スタッフとのかかわり、信頼できる情報の集め方

家族とあなたに必要な心がまえとは?

乳がんと診断された時、多くの人が戸惑いを感じます。身近な家族とどう向き合えばよいのでしょう。

病気のことを家族にどう伝えるか、伝えられた家族はどう接していけばよいのかは、乳がんと診断された時に多くの方がまず直面する課題です。家族の事情は様々ですが、基本的に大切なのは、次の4つではないかと思います。

家族とのかかわりで大切な4つのこと

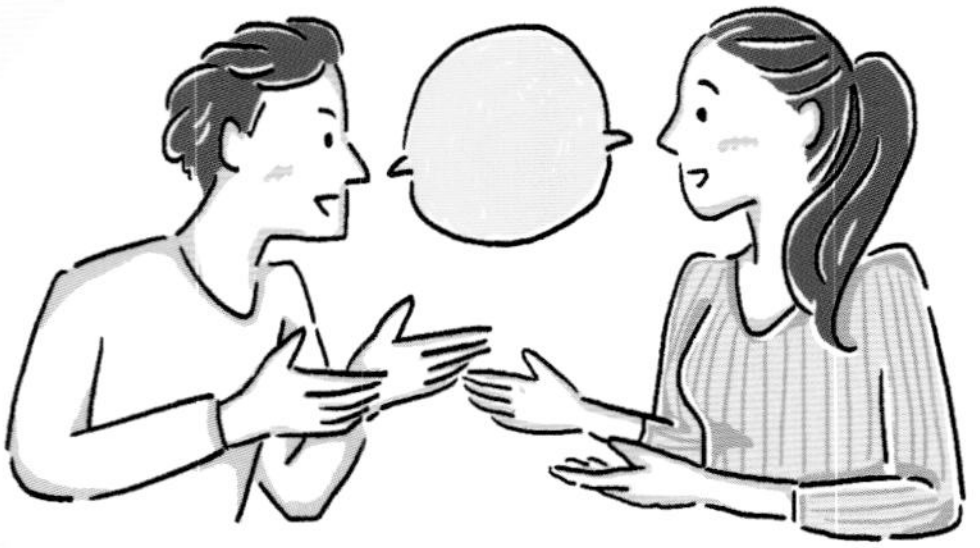

1 気持ちを正直に伝え合う

相手の気持ちを思いやることは重要ですが、想像だけでは本当の気持ちを汲み取れない場合もあります。どんなことに悩んでいるのか、何をしてほしくて何が嫌なのかなどについて、言葉にして伝えたり、相手に率直に尋ねてみたりすることが重要です。

2 病状はできる限り正確に共有する

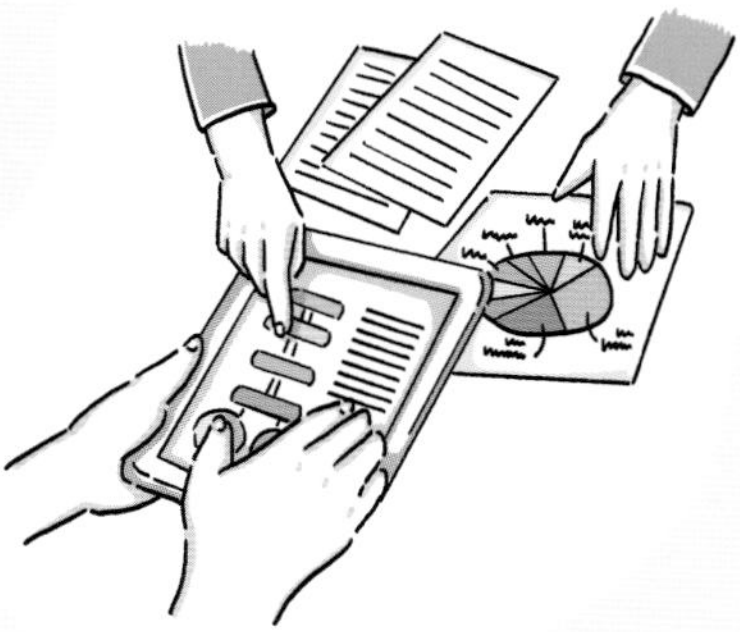

夫など最も身近で親身になってくれる家族には、病状について嘘をつかず、正確に伝えて一緒に対応策を考えていきましょう。心配をかけまいと変に隠すことは、かえって不信感を招いたり、行き違いが生じたりして、後の治療に良い影響はありません。

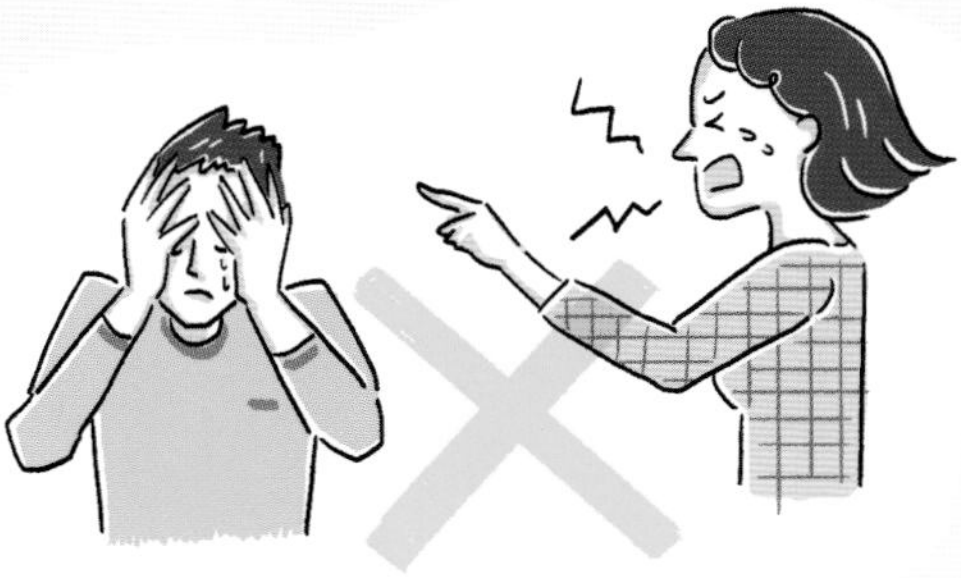

3 誰も悪くはない

がんは誰にでも起こり得る病気で、ストレスや不摂生などが原因で起こることはありません。自分や家族を責めるのはやめましょう。

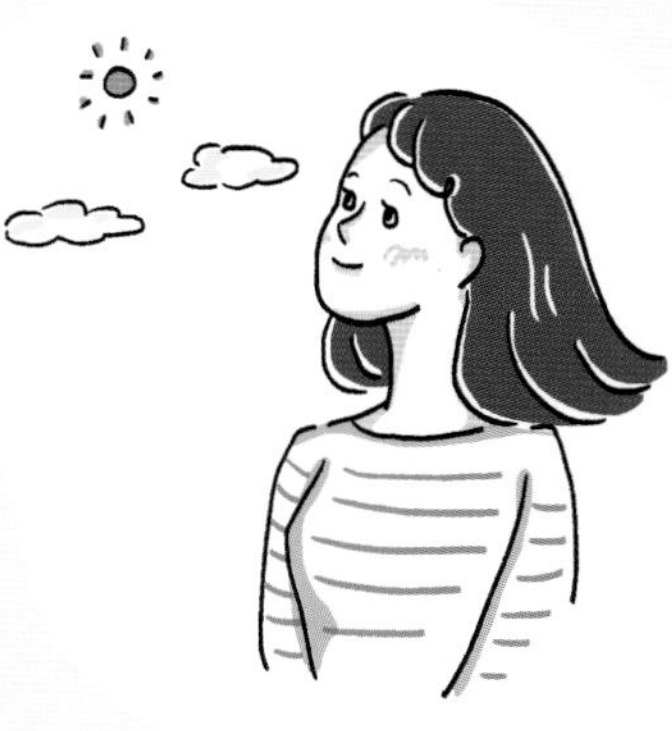

4 がんになっても変わらない

がんになっても、その人がどんな人で何が好きでどんな生活をしているか、基本的なことは何も変わりません。そのあたりまえのことを忘れずに、できることは「これまで通り」にやっていくのが一番重要なことではないでしょうか。

家族への伝え方

夫やパートナー、子ども、親、それぞれに病気のことをどのように伝え、どう向き合っていけばいいでしょう？

乳がんと診断された患者さんは誰でも、そのつらさや悩み、治療への不安などを感じるものです。しかし、あなたの周りにいるご家族も同じようにあなたの身を案じています。まずは、ご自身の病状を正直に伝えましょう、そして、必要なことは手伝ってもらい、一人で悩まずに心の不安も共有してもらうことが大切です。

❶夫に伝える

夫やパートナーがいる人は、できるだけ早く病気のことを伝えましょう。今後の精神的な支えや、実際の生活上の協力を得るためにも、最も重要なことです。心配をかけたくないとか仕事が忙しそうだからといって、伝えることをためらっていると、相手もかえって不安を感じることとなります。一人で悩まず、まず現実を夫と共有するところから始めましょう。

病状や治療についてもできるだけ正確に伝えて、必要な手続きや今後

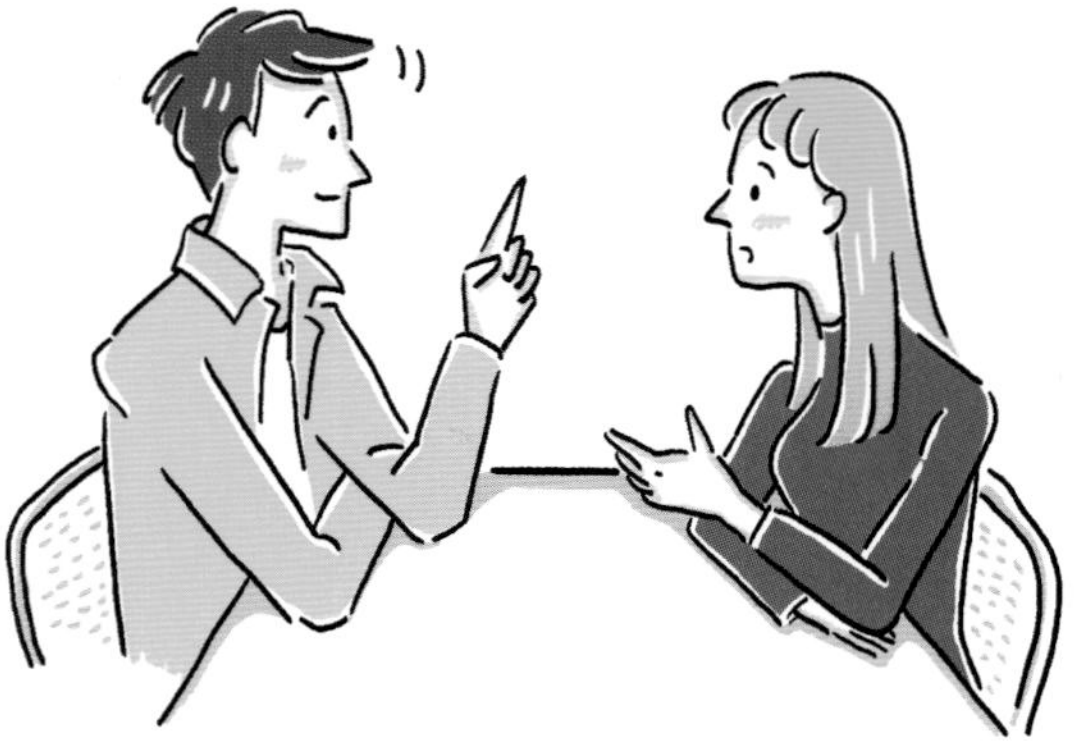

のことも相談しましょう。若い夫婦の場合には妊娠・出産についての希望など、夫婦で話し合わなければならない問題も出てきます。

❷子どもに伝える

小さい子どもに、病気のことを伝えるべきか、どう伝えるか、悩むお母さんは多いと思いますが、子どもはお母さんの変化を敏感に感じ取るものです。通院で留守がちになる、抗がん剤治療などで体調が悪い時がある、精神的に不安定で日頃と違う接し方をしてしまう、脱毛や術後の傷などの肉体的変化、等々に対して、理由がわからないと子どもはかえって不安を感じるでしょう。

お母さんが病気になって入院や治療が必要なこと、具合が悪いせいで少しいつもと違う感じに見える時があっても、お母さんはこれまで通りのお母さんであること、病気になったのはお母さんのせいでも子どものせいでもなく、誰も悪くないことなどを、お子さんの年齢や理解度に合わせて少しずつ伝えてみましょう。急いで伝える必要はなく、お母さんお父さんが十分病気を理解して、気持ちの整理がついてから話すのがよいでしょう。

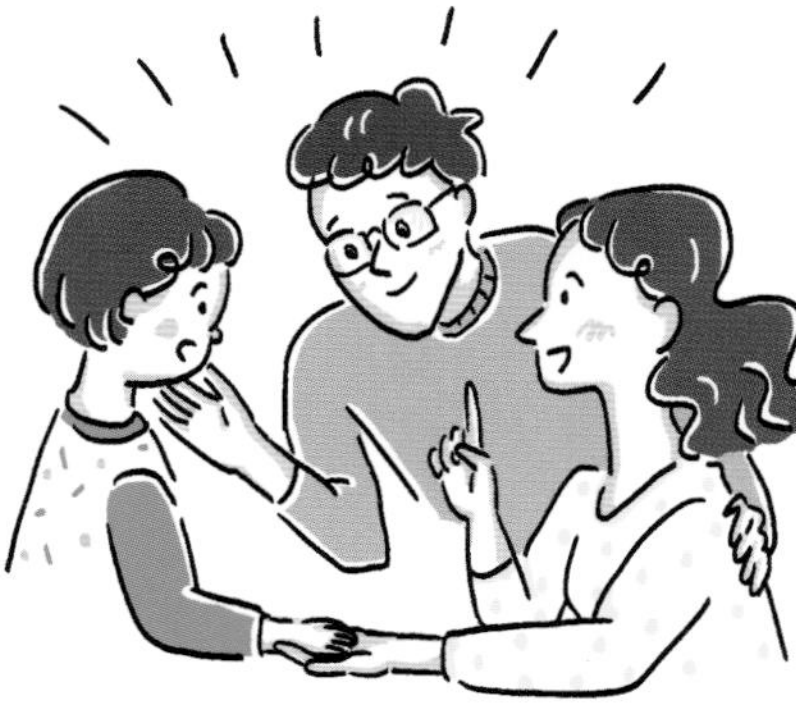

中学生くらいになれば病気の内容もある程度理解でき、高校生なら内容的には大人とほぼ同じ理解が可能でしょう。その場合も、誰も悪くないこと、お母さんや家族がこれまで通り変わらないことは必ず伝えましょう。家の手伝いなど子どもが協力できることについても、家族で相談するとよいかもしれません。

子どもが受験生の場合、余計な心配をかけたくないという気持ちが働きますが、不自然に隠すことはかえって不安や不信感を招き、受験にも悪影響を及ぼしかねません。まず正直に伝え、治療をすれば決して心配な状態ではないこと、受験のスケジュールには影響しないことを説明しましょう。

❸親に伝える

子どもががんになったと知った時、親の多くは自分のこと以上にショックを受けます。それを思うと伝えにくいと感じるかもしれませんが、原則として親にもきちんと伝えましょう。知った直後は混乱するかもしれませんが、時間をかければ受け入れて強い味方になってくれることでしょう。もし伝えずにいて後で知った時には、どうして知らせてくれなかったかと非常に悲しい思いをします。

親が高齢だったり離れて暮らしている場合には、伝え方が難しいかもしれませんが、タイミングを計って、電話や手紙などで伝えましょう。もし親が「がん＝死」というひと昔前のイメージを抱いているなら、今はそうではなく、特に乳がんは治る病気であることを十分わかってもらうことも重要です。

❹「キーパーソン」について

患者さんにとって病気や治療について一番親身に相談でき、何かあった時に代弁者となれる人を、医療者は「キーパーソン」と呼んでいます。結婚している人なら通常は夫、独身なら親や兄弟姉妹、近しい親戚などになります。血縁にそのような人がいなければ、親しい友人・知人などがキーパーソンになる場合もあります。

キーパーソンが同居家族の場合には、夫と同等に、病状を共有して悩みなども相談できる関係を作っておきましょう。それ以外の場合には関係性にもよりますが、キーパーソンには、手術の立ち会いや、重要な病状説明に同席をお願いすることもあるので、ある程度病状を知っておいてもらいましょう。病気や治療に際しては、一人だけで悩むのではなく、心を割って相談できるような、自分にとってのキーパーソンを一人は作っておくことをおすすめします。

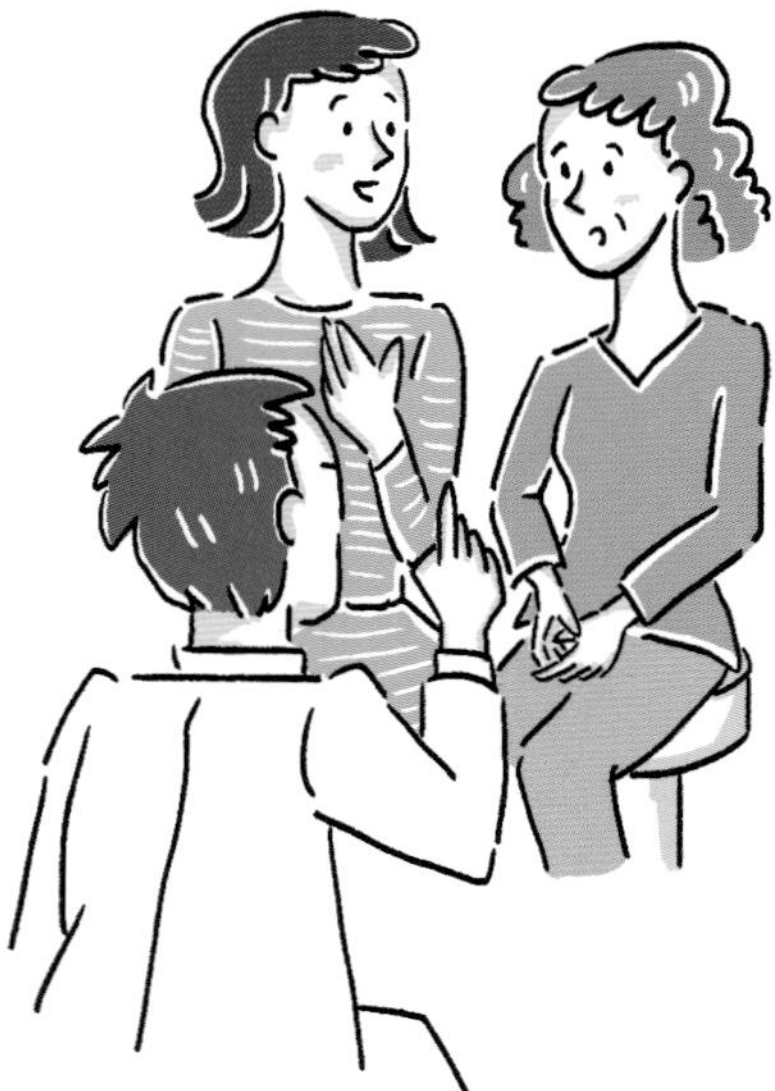

家族はどうかかわればよいのか

家族が、患者さんの本当の悩みをすべて理解できないのは仕方のないこと。できることから協力してみませんか？

ひと昔前は、がん＝死のイメージがありましたが、今は日本人の2人に1人ががんになる時代であり、決して特別な病気ではなくなりました。一番不安を抱えているのは患者さんご本人なので、家族はそっと話を聞いたり、手続きを手伝ったり、診察に付き添うなど、サポートを心がけてください。そうすることが、患者さんの負担軽減にもなるのです。

日本人の2人に1人ががんになる時代

家族ががんになった時、どのように接したらよいのか、皆に共通するような答えはありません。ただ、今は日本人の2人に1人が一生の間に一度はがんになる時代、がんは特別な病気ではなくなりました。変に気遣いしすぎるよりも、たとえ仕事が忙しくても、まずは話を十分聞いてあげましょう。話しやすい雰囲気作りに努めましょう。そのうえで、どうしたらよいかわからない時は、率直に希望を聞いてみるのはどうでしょうか。あなたが寄り添ってくれるだけで気持ちがだいぶ楽になる場合もあります。

家族の助けは本人の負担軽減につながる

家族には、精神的な支え以外にも実際的な役割がいろいろあります。病状や治療についての重要な説明を一緒に聞いたり、地域によっては通院自体に運転のサポートが必要な場合もあります。入院や治療のための準備、買い物や様々な手続きなどでも家族の助けは本人の負担軽減につながります。

家族が診察に同行する場合、本人よりも落ち着いて話を聞けたり、言いにくい希望や家庭での様子を家族がかわって伝えたりなどは、プラスになる要素です。逆に、患者さんを遮って家族が話し始める、本人よりも家族の意向が先行してしまうなど、困ったケースも経験します。患者本人の気持ちをできるだけ尊重すること、意見が異なる点については受診前に十分話し合っておくことを心がけてください。

「術後や薬の副作用でつらいのに、夫が何も手伝ってくれない」という嘆きを患者さんからしばしば聞きます。どちらかというと年配の、ご主人が責任あるお仕事に就いている奥様に多い悩みですが、若い人から聞くこともあります。これまで家事を妻に任せきりだった夫が、手伝おうとしてもどうしたらよいのかわからないといったケースかと思われます。不案内な家事をうまくこなすことは難しくても、また仕事で疲れて余裕がなくても、「少しでも手伝おうとしてくれる」ことがうれしい場合もあるのです。できる範囲でいいですから、頑張って誠意を見せてください。これを機会に夫も家事に参加できるようになれば、病気が治ってからの生活にもきっとプラスになります。

家族の健康も大切に

もう一つ大事なことは、あなた自身の健康です。気を使ったり、頑張りすぎたりして、家族の方がつぶれてしまっては元も子もありません。つらくなったら無理をせずに、家族から患者さんへ率直につらさを伝えることも時に必要です。がん相談支援センターや、各病院の相談窓口は、家族からの相談も受け付けてくれます。患者さんのためにも、まずあなた自身を大切にしてください。

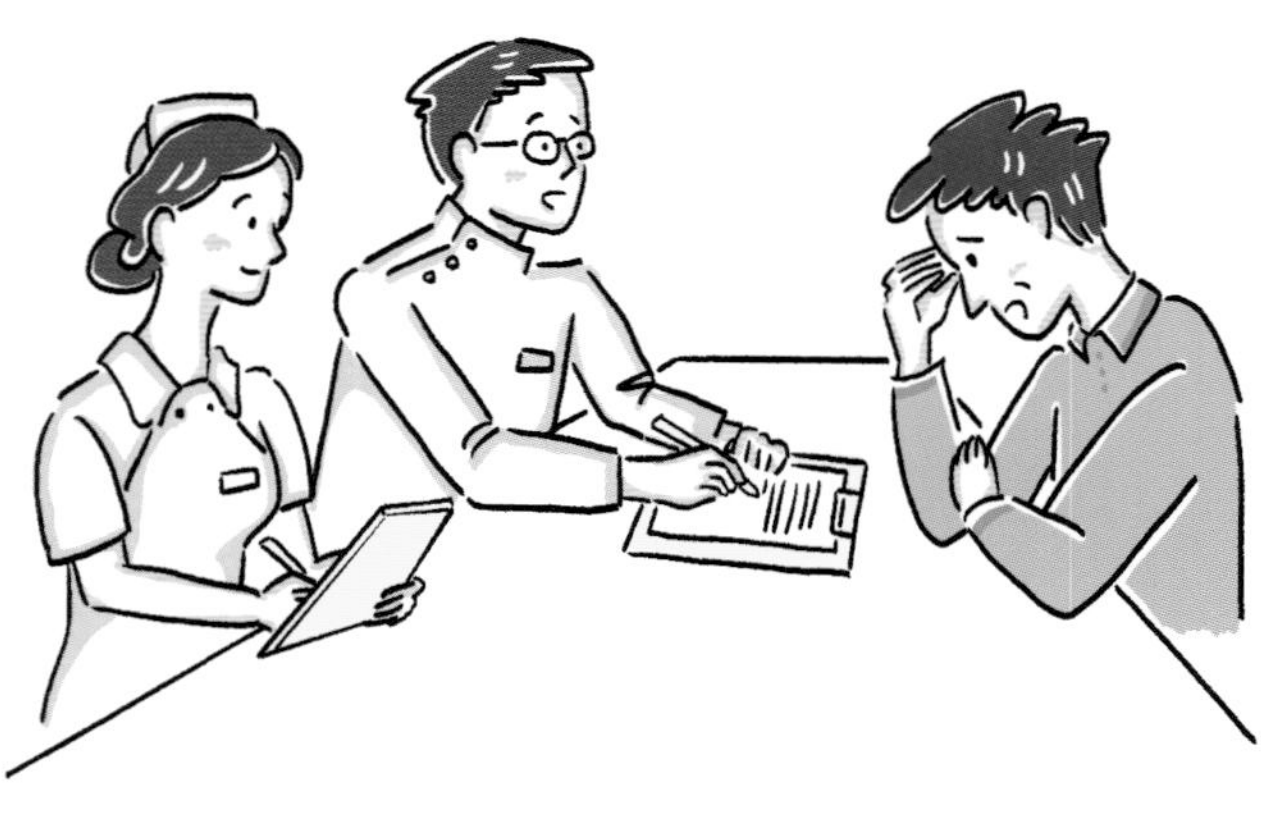

代《だい》替《たい》療法について

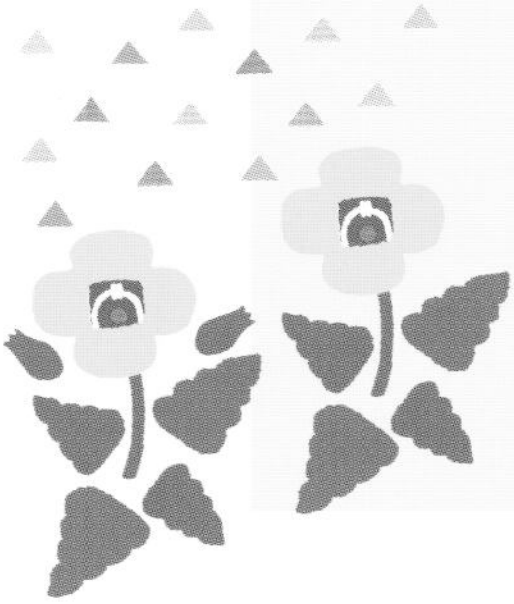

まずは、標準治療をしっかり受けることが大切

代替療法とは、保険診療を行う一般医療機関で広く行われている医療以外の治療法で、定義や種類は様々ですが、ほとんどが科学的根拠に乏しいものです。リラクゼーション、マッサージ、針治療などの中には、ストレス軽減や精神的安定に効果が認められているものもあり、標準治療をしっかり受けたうえで、がん療養中の「生活や体調を整える目的」でこれらをうまく使うのは問題ないでしょう。

しかし、アガリクスなどのキノコ類、サメの軟骨、電気治療や気功など、いわゆる「民間療法」で「がんが治る、がんが消えた」などと謳っているものに惑わされてはいけません。

「がんが消えた」は根拠なし

代替療法の広告に出てくるがんが消えたというデータや体験談に、臨床試験による科学的根拠はありません。がんが消えたことを証明するには、まずがんがあったことが生検などで証明されていなければなりませんが、広告をよく読むと「がんが疑われたが消えた」といった、本当はがんではなかったかもしれない人が交じっていたりします。がんが消えたというのは、CTなどの検査で何㎝あった病巣が何㎝になったとか病巣が何か月間消失したといった証明が必要ですが、それが明記されずに、体調が一時的に良くなったとか、がんといわれたのに何年も元気で生きているといった主観的な体験談のみではあてになりません。効かなかった人の体験談は載せないので、無効だった人や副作用で苦しんだ人がどの程度いたのかわかりませんし、その治療をしなかった人と比べたデータもありません。

高額の治療や「当院でしかできない治療」は信用できない

日本では、本当に効果のある治療は保険診療で認めて、誰でもどこの施設でも受けられる仕組みになっています。特別な治療だからと高額な請求をしたり、当院でしか受けられないなどと特別感を出している治療は、特定の人の金儲け目的だと思った方がよいでしょう。

「溺れる者は藁をもつかむ」の心理

大学病院やがん専門病院のすぐ近くで、「がんに効く○○療法」という看板を見かけることがよくあります。がんや再発と診断された人の、藁をもつかむ心理につけ込もうというのでしょう。乳がんでは、標準治療や再発にも有効な薬がいろいろあります。これらを捨

Column

てて○○療法を選ぶのは、救命ボートがあるのに乗らずに藁をつかむようなものです。

親戚や知人への義理より自分の体が大事

がんに効くといわれる食品類を親戚や知人に勧められて断れず……という話はよく聞きます。「毒にも薬にもならない」ものならまだよいのでしょうが、実はそれらの多くは「毒にならない」という保証がないのです。実際に以前、アガリクスによる重症の肝炎が問題になったこともあります。使いすぎると害がないか、標準治療の薬と併用した時に安全か、薬の効果に影響しないかについてもわかっていません。周囲の人はあなたの健康を思って勧めるのでしょうが、実際にそれを自分の体に入れて大丈夫かは、義理を捨てて自分で判断しましょう。

「免疫療法」について

免疫の仕組みを利用してがんを排除する研究は以前から行われており、免疫チェックポイント阻害剤（薬物療法の項参照）は実用化され保険診療も認められています。しかし、他の○○免疫療法とか、免疫力を高めてがんを治すといった治療法には今のところ科学的根拠はありません。「最先端の免疫療法」といったもっともらしい言葉に惑わされず、もし気になる治療法があれば必ず担当医に確認してください。

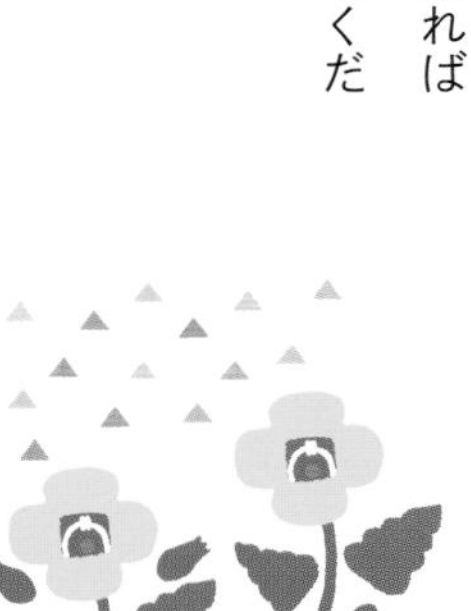

医療スタッフとのコミュニケーション

医療スタッフに気持ちを伝えて上手にかかわっていくことは、その後の診察をスムーズに進めるためにも重要です。

慣れない病院、専門用語、忙しそうなスタッフの中で、どう対応すればよいのかは、誰もが真っ先に持つ悩みです。ここでは、不安を少しでも解消して治療に専念するためのポイントを挙げてみましょう。
大切なのは、自分の病状を正直に伝えること、担当医の話をよく聞くこと、メモをとること、どんな病気と向き合っていくことになるのか少し予習をすることです。

症状を正直に伝えて スムーズなやりとりを

症状や気持ちは医師にしっかり伝えましょう。診察室に入ると緊張して忘れてしまうことも多いので、大事なことはメモして持参することをおすすめします。忙しそうだからとか、こんなことを言ったら怒られそうだなどと遠慮することは、病状の判断に影響するなど行き違いのもとになり、医師も望んでいません。正直に伝えることが、適切な治療を受ける第一歩です。

医師の話をよく聞く

医師の話はよく聞きましょう。忘れそうな時にはメモをとることをおすすめします。説明に使ったプリントや図なども頼めば持ち帰れます。録音することもできますが、事前に申し出るのがマナーです。

早口すぎるとか、もう一度言ってほしい、一度にたくさん話されても消化しきれない、用語が難しいなどの場合、遠慮なくその場で伝えてください。医師はできるだけ個々の患者さんに合わせて話したいと思っていますが、会ったばかりの方のペースをつかむことは難しく、話す側も模索しています。希望を聞いて話し方を調整することで、その後のスムーズなやりとりにも役立ちます。

自分の病気について少しだけでも予習する

診断がつくと、乳がんについて簡単にまとめたパンフレットやプリントなどをしばしば渡されます。外来窓口や院内の資料コーナーで冊子がもらえる場合もあり、市販の本やインターネットなどから情報を得ることもできます（170ページ参照）。それらを利用して、自分の病気やこれからの治療について、ある程度の知識を得ておきましょう。すべてのページを読むのが大変なら、自分の場合はどの内容が重要なのか、読むポイントを聞いてみましょう。治療法を選択する際にも、限られた時間での医師の説明を理解するためにも、予習は重要です。

質問事項はメモして受付に出しておくと伝わりやすい

わからないことやもう一度聞きたいことは、遠慮なく質問してください。質問内容はできるだけ整理して、診察時間内に確実に聞けるようメモしてきましょう。質問事項が多い時はそのメモをあらかじめ受付や看護師に渡しておくと、そのために診察時間を多めにとったり、前もって看護師が話を聞いて整理してくれる場合もあります。

患者さんが積極的に聞いてくれたり、冊子などで勉強してわからない点を質問されたりすると、医師としても張り合いがあり、忙しい中でもけっこう張り切って答えるものです。逆に「何か質問はありませんか？」と聞いた時に「何もわからないので、すべてお任せします」という答えが返ってくると、なんだか拍子抜けしてしまいます。

説明が苦手な場合は家族などに同席してもらう

一人で聞くのが不安な時には、家族などに同席してもらうとよいでしょう。大事な話の時には、医師から家族の同席を求められることもあります。様々な情報を共有できるだけでなく、本人の話や質問を補ってくれたり、家族から見た客観的な状況が聞けたりと、医療者側も患者さんを取り巻く家族の状況を知ることができます。

ただし、本人の意向を無視して家族が話を進めてしまったりしないよう、あらかじめ自分の希望を十分に家族に伝えておきましょう。診察中に相談すべきことや意見の食い違いが生じた時には、いったん退室して家族間で調整することも必要です。

医療スタッフ側の本音

限られた時間でどう話せばうまく伝わるか医師も模索しています。もっと聞きたいと感じたら遠慮なく言ってください。

乳がんと診断されたばかりの患者さんは、その衝撃で頭が担当医の話を受け止めきれなかったり、専門用語が理解できなかったりして、落ち着いて診察を受けることが難しい場合が多々あります。ここでは、担当医とうまくコミュニケーションをとるための気持ちの切り替え方や、担当医と合わないなと感じた時の考え方などをいくつかご提案したいと思います。

診察時間が足りない

外来では限られた時間に多くの患者の診察があり、一人当たりの時間は限られている一方で、検査や治療は多様化して、説明すべきことはどんどん増えています。つい言葉足らずになったりして、不親切な印象を与えてしまうこともあります。説明の「時短」対策として、話すべきことに優先順位をつけ、その時点で必要な最低限の説明にとどめて残りを次回に回すこともありますが、そこには患者さんの様子を見ながら段階的に話すという意図が入っている場合もあります。理解する速度や希望する説明の量は人により本当に様々で、同じ話をしても受け取り方が全く違ったりします。まず簡単に短めの話をしたうえで、反応を見ながら必要な分を追加するというやり方もあります。

そのような事情を汲んだうえで、医師の様子にすぐに腹を立てたり落ち込んだりしないでください。逆に、忙しそうだから仕方ないと諦めるのもやめましょう。もっと詳しく聞きたいとか、もう少し先まで聞きたい時には必ずそれを伝えてください。医師の態度によっては「言いにくさ」を感じてしまうこともあるかもしれませんが、大切な自分の問題ですから頑張って伝えましょう。もっと説明してほしいという気持ちさえわかれば、医師の方も時間の許す限り追加してくれるはずです。逆にわからないまま何も言わないと、医師の方はそれで納得していると勘違いしてしまうこともあります。医師に伝えづらい場合は看護師に相談するのもひとつの方法です。

医師も同じ人間です

医師も患者さんと同じ人間で、体調が悪い時や疲れている日もあります。患者さんの前では笑顔をと心がけているつもりでも、つい顔に出てしまうこともあります。もともとぶっきらぼうな人もいます。ですから、たとえば医師の態度が不機嫌そうに見えても、たいていは、あなたに対して怒っているわけではありません。変なことを言って気を悪くさせたのではないかと心配したり、何て態度の悪い医師だと不満に思ったりせずに、「今日は疲れているのかな？」「彼氏とけんかしたのかな？」などと、できれば大らかな目で見てやってください。

予約等のスケジュール調整について

検査や診察の予約を入れようとすると、忙しくて〇日しか来られませんとか、全部1日でできないのですかなどと言われ、調整に苦労することがあります。大きな病院で、きちんとした手順で検査や治療をしようとするほど、どうしても来院回数が増えてしまいます。大切な仕事をキャンセルしたり貴重なチケットを無駄にすることはこちらも望んでいませんが、他ならぬ自分のためですから、ある程度は妥協して有給休暇をとるなど日程調整を考慮しましょう。それにより、無理のないスケジュールでよりスムーズに診療を受けることができるのです。

また、いったん入れた予約を変更したいという電話が実は1日に何件もかかってきます。機械的に変更できる予約もありますが、多くの場合、医師がカルテを開いて病状を見たうえで適切な変更をする必要があり、その分、当日の診察患者さんを待たせてしまいます。急な事情での変更は仕方ありませんが、病院に来る時はスケジュールをあらかじめ確認しておき、できる限り後で変更のないようにお願いします。

医師と「合わない」時

人には理屈ではない相性があります。時には、どうしても埋められない行き違いが生じてしまうこともあります。担当医とは長期の付き合いになり信頼関係がとても重要なので、「合わない、このまま続けられない」と強く感じた時には、思い切って担当医の変更も考えましょう。院内に複数の医師がいる時には、看護師や病院の相談コーナーなどに事情を話すと他の医師への変更を手配してもらえることが多いです。医師が気を悪くするのではないか、後で変な扱いを受けないかという心配はいりません。医師の方もある程度わかっているので、後々しこりが残ることはないでしょう。

院内で変更できない時や医師が一人だけの場合には、転院という選択肢もあります。一般に様々な理由で転院する人はいますから、必ずしも「医師と合わないから」という理由を言う必要はありません。もし転院するなら、できるだけ治療が本格的に始まる前にしましょう。

ただし、もし「どうしても許せないひどい医者だ」などと強く感じてしまった時には、少し立ち止まって振り返る必要があるかもしれません。その医師は現に多くの患者を担当しています。本当にひどい医師なのに多くの患者が我慢してかかっているのだとしたら、それは重大な問題です。しかし実際はそうではなくて、あなただけが他の人と違った感じ方をしている可能性はないでしょうか。患者さんには本当にいろいろな人がいて、医療者はそれぞれに対応しながら診療しています。しかしごく一部ではありますが、病院での言動や感じ方が他の人と著しくかけ離れていて、医療者が対応しきれずに振り回され、そのために他の患者さんに迷惑がかかってしまうケースがあります。そのような場合は、担当医や病院を変わっても同じことになりかねません。病気のことで頭がいっぱいになり、周囲を見失っていないか、冷静に考えることも時には必要です。

Column

手術がうまい医者を選ぶ？

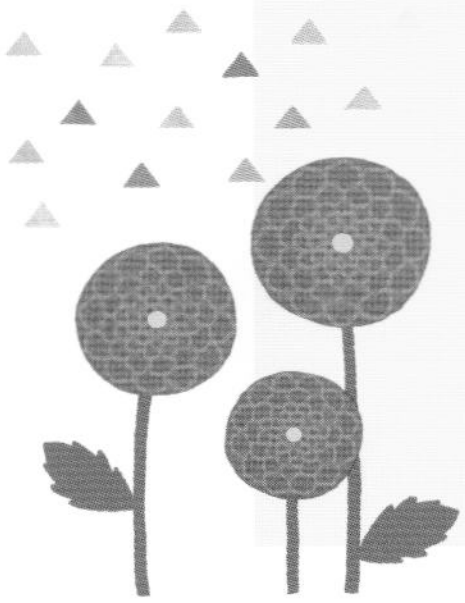

診断力や知識が重要

医療ドラマでは「手術は成功しました」「先生、ありがとうございます！」という場面や、「私、失敗しないので」というスーパードクターが出てきますが、実は乳がんの手術で「失敗」というのはほぼありません。もちろん乳腺外科医も良い手術をするように全力を尽くしますが、そこで要求されるのは難しい技術や「神の手」ではなく、術前の画像でがんの広がりをいかに正確に診断できるか、病態に応じた過不足ない切除範囲を設定できるかなど、診断力や知識が重要なのです。

乳がんでは、上手な外科医が手術した方が生存率が上がるというデータはありません。また、大きく切除したからといって生存率が上がるわけではないことが様々な臨床試験で証明されています。乳がんの生存率は手術の技術よりも、がん自体の性格や、薬物療法の効果に左右されることが多いのです。

病院を選ぶ時に重要なのは総合力

このように考えると、病院を選ぶ時に重要なのは、乳がんに関する「総合力」ということになります。日本乳癌学会のホームページには、一定の条件を満たした施設を認定・関連施設として県別に掲載していますので参考にしてください。ここに名前のない病院はおすすめできません。乳腺専門医の県別リストもあるので、その病院のスタッフ名と照合すれば、専門医が何人いるかもわかります。

私が勤めているのは「がんセンター」なので、がんならがんセンターがよいだろうと遠くから受診する方もいます。たしかに、数の少ないがんや手術の難しいがんはがんセンターでないと経験が不十分だったり、がんの種類によっては専門施設でないとできない特殊な治療があるかもしれません。ところが乳がんは数が非常に多いので、がんセンター以外にも各地域に十分な経験を持つ病院があり、医師も手術に慣れています。また、少なくとも乳がんの最初の段階では、専門病院でないとできない特殊な治療法はありません。ガイドラインで標準治療が示されているので、専門医のいる施設なら方針に大きな違いは出にくくなっています。つまり乳がんでは、病院のブランドや手術数の多いところを目指してわざわざ遠くの施設に行くことに、実質的なメリットはあまりないと考えてよいでしょう。

ただし、乳房再建や遺伝性乳がんへの対応については、施設によりできることが限られる場合もあります。自分の施設で対応できない場合には通常他の施設と連携していますか

Column

ら、担当医に聞いてみましょう。もし特定の臨床試験や治験に参加したい場合には、可能な施設を紹介してもらう必要があります。

乳がんの経過観察は長期にわたり、術前・術後の薬物療法で通院が必要だったり、再発した場合の治療もしばしば長期戦です。地理的条件は無視できない要素で、近いことは大きなメリットになります。長年通院することも考えて、できるだけ地元で信頼できる施設を選ぶことが重要だと私は思っています。

病院選びのチェックポイント

- ☑ 日本乳癌学会の認定（または関連）施設か（学会ホームページにリストがあります）
- ☑ 乳腺専門医がいて、乳腺に特化した診療を行っているか（必ずしも「乳腺外科」などの名前の科がなくても、外科の中で専門が分かれている施設なら大丈夫）
- ☑ 通院の便がよく、長期にわたり付き合っていける病院か（地元の信頼できる施設など）
- ☑ 患者の話をよく聞いて、質問にもわかりやすく答えてくれるか
- ☑ 病状や治療について、しっかりと納得できる説明をしてくれるか
- ☑ セカンドオピニオンの希望にも、快く対応してくれるか
- ☑ 院内は清潔で整っているか
- ☑ 看護師や院内スタッフの対応が親切か

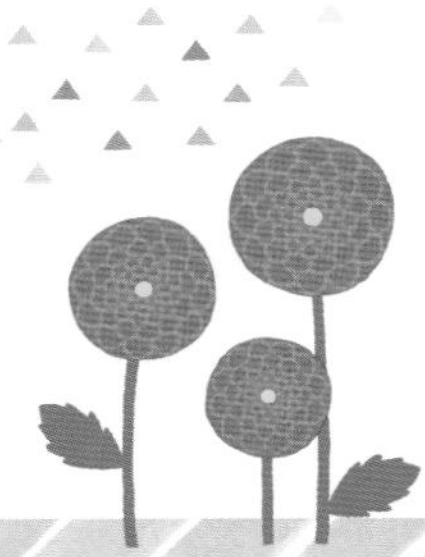

患者を支える様々な医療スタッフ

がん治療は患者さんを中心としたチーム医療です。
多くのスタッフがあなたを支えていると思えば心強いですね。

ひと昔前は、がん治療というと、担当医の指示通りに難しい治療を受けるといったイメージを持つ方がいましたが、現代ではそうではありません。今は、患者さんも医療チームと一体になって治療にかかわっていくのが主流となっています。
担当医だけではなく、看護師、薬剤師、理学療法士など多くのスタッフが、あなたと一緒になって治療を支えているのです。

看護師の役割

医師に十分聞けなかったこと、医師には聞きにくいことは、看護師に話してみましょう。医師よりも十分な時間をとって相談でき、必要に応じて院内の他の部署への橋渡しをしてもらえます。

診察の際に「それは看護師から説明します」と言うと、忙しくて医師が説明してくれなかったととらえる人がいますが、決してそうではありません。副作用対策、日常生活で困ること、ウィッグや下着のことなど、医師よりも看護師の方がよく知っていることもたくさんあるのです。

乳腺の外来に長くいる看護師は患者さんの悩みを熟知しており、病気自体の知識も豊富です。病院によっては「乳がん看護認定看護師」の資格を持った看護師がいたり、最近は日本でも、研修を受けた看護師が、チューブを抜くなど一部の医療行為を行えるという制度もできました。看護師はますます頼れる存在になっていますから、積極的に利用してください。

専門スタッフの活用

乳がんは特にチーム医療が発達しており、複数の診療科や様々な医療スタッフが一緒になって患者さんを担当します。電子カルテや合同のカンファレンス（情報の共有や共通理解を図る会議のこと）を通して情報も共有されます。抗がん剤治療中の注意点や薬の飲み方については薬剤師、リハビリやリンパ浮腫の悩みは理学療法士など、各専門スタッフを十分活用しましょう。どこに聞くべきかわからない時は、とりあえず乳腺外科の看護師や受付で聞けば案内してもらえます。

心の悩みについては、臨床心理士や専門スタッフが対応している病院もありますし、状況によっては心療内科や精神科を受診することをおすすめします。精神科なんて……と拒否反応を示す人もいますが、今は気軽に受診できる科という認識に変わってきており、上手に利用することでより前向きに治療を受けられるようになります。

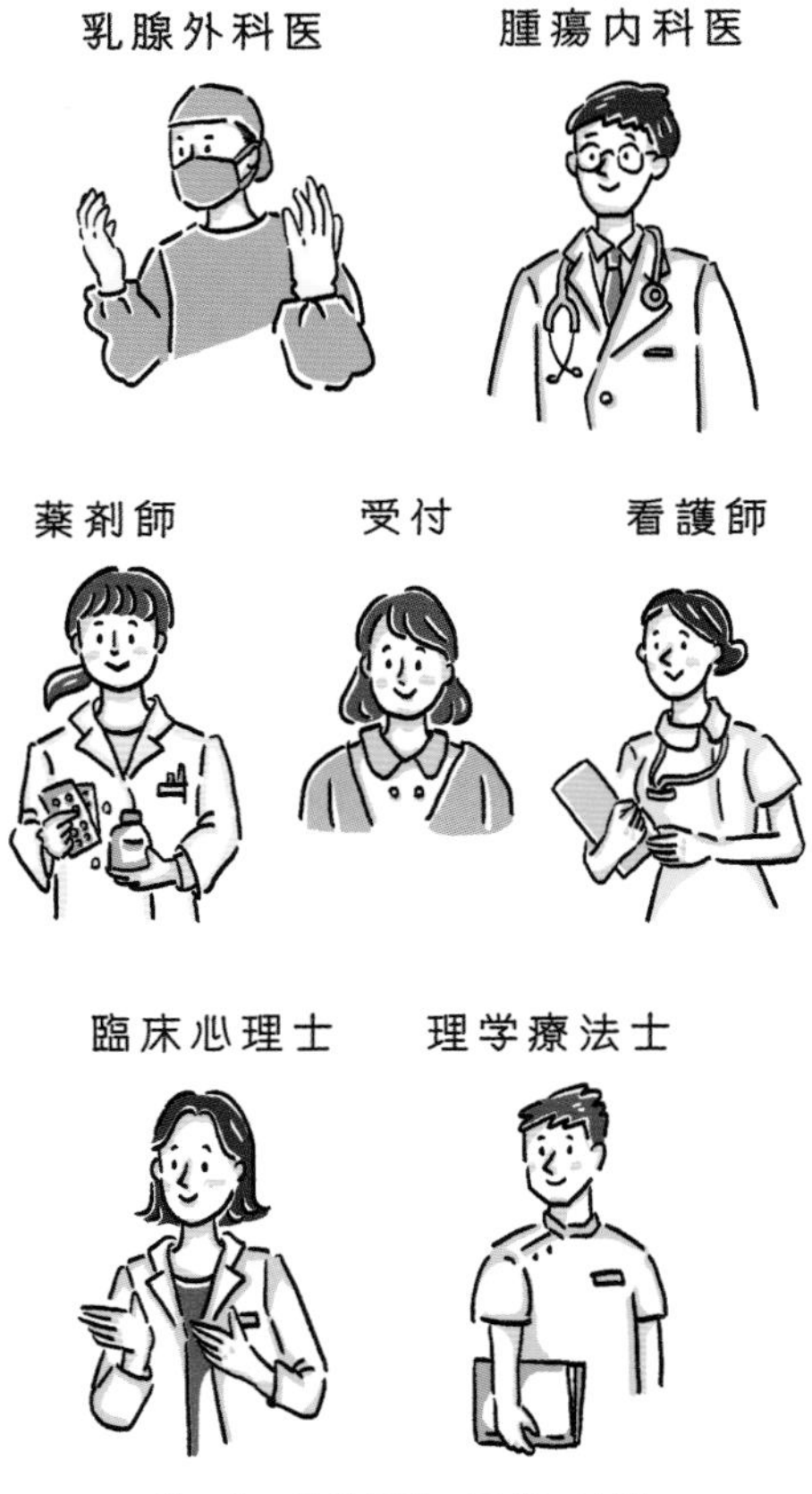

他にも、放射線科の医師・技師、医療ソーシャルワーカー、ウィッグや下着メーカー等々、様々な職種がかかわっている。

相談コーナーを利用する

各病院には、患者さんからの相談や意見・苦情などを受け付ける部署があります。部署名やどこに行けばよいかは、看護師、診療科の受付、総合受付などで聞きましょう。診療科では言いにくい悩みも聞いてもらえます。

信頼できる情報はどうやって手に入れるの？

乳がんについて、たくさんの情報が手に入る時代。振り回されることなく、正しく選んで利用するコツは何でしょう。

乳がんについての情報は
世の中にあふれていますが、
情報を利用する時は、
次の３つのポイントに注意しましょう。

1. 情報の出所は信頼できるか
2. あなたの病状に合ったものか
3. 新しい情報か

病院に患者向けの図書室や情報コーナーなどがあれば活用しましょう。迷った時に相談できる窓口として、かかっている病院の相談窓口の他に、地域のがん診療連携拠点病院に設置されている「がん相談支援センター」があることは覚えておきましょう。
主な情報源について、特徴を挙げてみます。

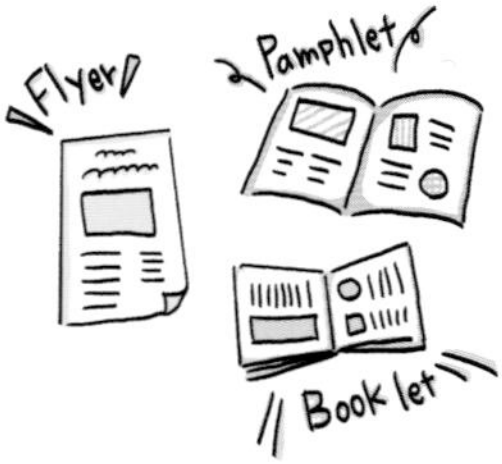

小冊子、パンフレット、プリントなど

情報を簡単にまとめた小冊子やパンフレットは、診療科で配られたり、受付や院内の情報コーナーなどで入手することができます。

国立がん研究センターのがん情報サービス（172ページ参照）で作成したものや、企業が作ったもの、病院独自のものなどがあります。いずれも薄い冊子に要点がまとめられていて読みやすく、内容もおおむね信頼できます。薬物療法については、各製薬会社が作った冊子が役立ちます。

病院で作成しているプリント類や説明書は、入院時、退院時、リハビリや検査についてなど、治療の進行に合わせて配られ、その病院の実情に沿った内容なので、必ず目を通しましょう。

書籍

▼『患者さんのための乳がん診療ガイドライン2019年版』日本乳癌学会編・金原出版

日本乳癌学会が作成した患者さんのためのガイドラインで、日本の乳がん診療に関する最も信頼できる書籍です。診断から治療、生活上の問題まで様々なシーンに合わせた疑問に回答する形で書かれていて読みやすく、2~3年ごとに改訂されているので、比較的新しい内容です。日本乳癌学会のホームページでも内容が公開されています。

▼乳がんに関する一般書籍

本書のような書籍で、1冊で乳がん全般のことを比較的詳しく知ることができます。多くは乳がんに精通した専門医が書いているのでおおむね信頼できますが、執筆時期によっては内容が古くなっている場合があるので、出版年を確認しましょう。

▼体験談、手記など

体験者の生の声や具体的な生活上の悩みなどを知ることができますが、個人によって病状は異なるので、自分の状況には必ずしも当てはまらないことに注意しましょう。

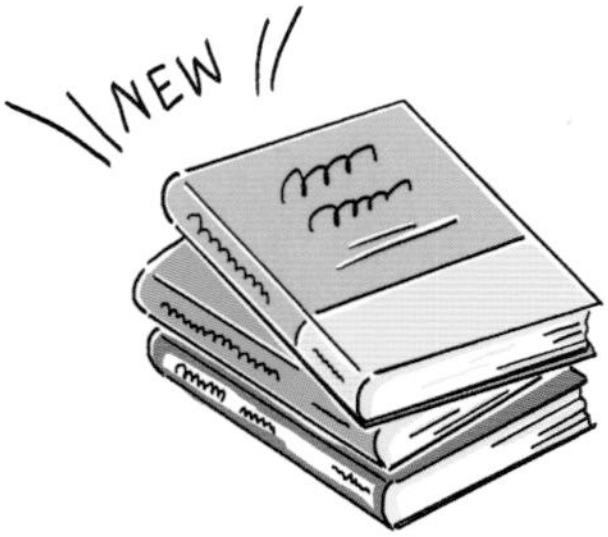

新聞、雑誌の記事

新しい治療や学会発表、臨床試験などに関するニュースは、多くがまだ試験段階の治療なので、すぐに役立つわけではありません。

医療や保障制度の改定に関するニュースには注意しておきましょう。

患者団体の取り組み、新しい人工乳房について、地域の乳がん関連行事、などの話題の中にはすぐに参考になるものがあるかもしれません。

有名人が乳がんになったという記事は興味深いですが、読む際には、病状が必ずしも自分と同じではないこと、週刊誌などは情報の正確性にばらつきがあることを念頭に置き、振り回されないようにしましょう。

インターネット

現代において、最も手軽に多くの情報が得られるのがインターネットですが、情報が氾濫しているので、利用する際は最初に書いたポイント❶～❸を意識することが大切です。

個人のサイトやSNS発信の体験談、闘病記などは、読んで励まされたり、実生活でのヒントが得られたりする場合もありますが、人によって病状が異なること、個人の主観が入っていることに注意しましょう。また、いろいろ検索しすぎてかえって混乱したり心配がつのってしまったり、たまたま見た偏った情報に固執してしまったりと、インターネットの弊害と思われるケースもあります。

まず、次に挙げるような少数の信頼できるサイトから情報を得ることをおすすめします。

▼がん情報サービス：ganjoho.jp

国立がん研究センターの公的な情報サイトで、がんの部位別に、診断、治療、生活、療養の全般にわたる正しい情報が得られます。がん情報サービスが発行している小冊子を閲覧したりダウンロードすることも可能です。全国のがん診療連携拠点病院（がん相談支援センターが設置されている）がどこにあるかも、このサイトから調べることができます。

▼日本乳癌学会ホームページ

日本乳癌学会が責任を持って作成しているホームページで、トップページから「市民の皆様へ」をクリックすると、一般の人向けの情報ページに入れます。「患者さんのための乳がん診療ガイドライン」をネットで見ることができますし、学会の認定・関連施設や乳腺専門医の一覧も載っています。

▼病院のホームページ

自分の通っている病院のホームページに乳がんについての記載があれば、一度目を通してみましょう。わからないことがあれば担当医に聞くこともできます。

ただし、個人のクリニックなどのホームページの中には、やや偏った意見が載っているものもあるので注意が必要です。

全国のがんセンターなどがん専門病院のホームページからは、がん患者さんの参考になる情報が得られる場合があります。たとえば静岡がんセンターのホームページには「がん体験者の悩みQ＆A」という項目があり、患者さんから多い質問とその回答がまとめられています。

おわりに

私が勤務する静岡県立静岡がんセンターでは、「多職種（様々な職種の）チーム医療」を、開院当初から実践してきました。乳がんでは、チーム医療が特に重要となりますが、この本を書いてみて改めてそれを痛感しました。患者さんを取り巻く多くの事柄の中で、自分が担当し熟知しているのはほんの一部で、実はたくさんの資料やパンフレットを読み漁り、病院内の各部署に話を聞きながら、ようやく書き上げることができたのです。実際にお話を聞き資料をいただいた、作業療法士の田尻さん、医療ソーシャルワーカーの高田さんをはじめ、日々の診療を一緒にやっている、多方面の医師や医療スタッフに心から感謝しています。そして読者の皆さんにも、乳がんの診療や治療中の生活を支えるために、医師、看護師、薬剤師はもちろん、病院の内外で本当にいろいろな分野の人たちがかかわっていることを知っていただき、それを存分に活用してほしいと思います。

最後に、「乳がんになった女性が心から安心し信頼して読める本を作りたい」という熱意のもとに出版の話を持ってきてくださったアストラハウスの戸田さん、医学書以外の執筆には不慣れな著者を根気よく導いて出版までこぎつけてくださり本当にありがとうございました。その意図に応えられればと書いたこの本が、一人でも多くの方の不安を取り除くために、少しでも役立つようにと願っています。

髙橋かおる

は行

ま行

や行

ら行

〈薬剤〉

索引

髙橋《たかはし》かおる

1986年浜松医科大学卒業。同年、東京大学第二外科入局。 東京船員保険病院（現・JCHO東京高輪病院）外科、東京都立墨東病院外科等を経て、1994年より癌研究会付属病院乳腺外科（現・がん研究会有明病院乳腺科）で乳腺の診療に従事。 2006年1月より、静岡県立静岡がんセンター乳腺外科部長として赴任。上皇后美智子さまの乳腺主治医として、2019年の乳がん手術も担当した。2021年現在、乳腺センター長として日々、診察にあたっている。

STAFF

装　幀……………白畠かおり
装　画……………オオノ・マユミ
イラスト……………岡本典子
オオノ・マユミ
ウエダトモミ（BOB.des'）
本文デザイン……鈴木恵美
校　正……………志村かおり（ディクション）
編　集……………戸田賀奈子
編集デスク………和田千春

乳腺専門医が
わかりやすく解説
乳がんの本

2021年 5月19日　第1刷　発行

著者………髙橋かおる
発行者……林　定昭
発行所……株式会社アストラハウス
〒203-0013
東京都東久留米市新川町2-8-16
電話　042-479-2588（代表）
印刷所……株式会社光邦

ISBN 978-4-908184-31-4 C2077